Zu diesem Buch

Bill Burleigh hat ein Glanzstück geschrieben. Sein einnehmendes Wesen, sein gesunder Menschenverstand und sein nur schwach verhülltes Wissen über das Ausdauertraining scheinen überall durch. «Bring dich in Schwung!» ist einfach und humorvoll geschrieben, ohne daß dies auf Kosten einer vernünftigen Ernährung und einer stichhaltigen Trainingstheorie gehen würde. Bill ist der lebende Beweis, daß Fitness einfach und leicht sein und Spaß machen kann.

Frank Shorter, Marathon-Olympiasieger

Dieses Buch ist phantastisch! Bill setzt seinen Esprit und sein Wissen ein, um den Leuten Fitness durch Laufen näherzubringen. Sein leichtverständlicher, schrittweise aufgebauter Ansatz wird alle begeistern, die sein Buch lesen. Der Anfänger findet hier die nötige Motivation und Inspiration.

Joan Benoit Samuelson, Marathon-Olympiasiegerin

William B. Burleigh
Bring dich in Schwung!
*Das ganz leichte
Fitness-Programm*

*Aus dem Englischen von Karen Diederichsen
Mit Illustrationen von Mike Loos*

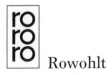 Rowohlt

rororo gesundes leben
Lektorat Heike Wilhelmi und Bernd Gottwald

Deutsche Erstausgabe
Redaktion Bernd Gottwald
Veröffentlicht im Rowohlt Taschenbuch Verlag GmbH,
Reinbek bei Hamburg, April 1996
Die Originalausgabe erschien unter dem Titel
«Fitness lite. A Guide for Those
Who Have Never Taken Fitness Seriously»
by Capra Press, Santa Barbara
Copyright © 1995 by William B. Burleigh
Umschlaggestaltung Barbara Thoben
(Foto Mauritius, E. Gebhardt)
Satz Iridium (Linotronic 500)
Gesamtherstellung Clausen & Bosse, Leck
Printed in Germany
1000-ISBN 3 499 19446 5

Vier Monate in Bewegung

Vorwort 7

Eine wichtige Einleitung 9

Die erste Woche
Die ersten Schritte sind,
nun ja, etwas mühsam: Bald geht's los *11*

Die zweite Woche
Einen Schritt weiter als bis zum Kühlschrank:
Es geht los *15*

Die dritte Woche
Wie Sie den wichtigsten Muskel
Ihres Körpers aufbauen: Aerobic *21*

Die vierte Woche
Saubere und schmutzige
Brennstoffe für den Körper: Fette *27*

Die fünfte Woche
Muß ich wirklich diese Fettuccine Alfredo
mit Sour Cream und Käsesauce essen: Kohlenhydrate *31*

Die sechste Woche
Durch Laufen wird man reich
und berühmt. Nun ja. Warum laufen? *35*

Die siebte Woche
Es tut nur weh, wenn ich schreie: Verletzungen *41*

Die achte Woche
Solange Sie noch atmen,
können Sie ein Sportler sein: Motivation *47*

Die neunte Woche
Wir verlassen die Bahn: Querfeldeinläufe *51*

Die zehnte Woche
Wie man vermeidet,
ein Straßenrowdy zu werden: Sicherheit *55*

Die elfte Woche
Die endgültige Wahrheit
zum Thema Abnehmen – Erbsen zählen: Ernährung *61*

Die zwölfte Woche
Acht Schokoladenkekse, macht nichts: Stoffwechsel *65*

Die dreizehnte Woche
15 Tonnen und was Sie damit erreichen:
Krafttraining *71*

Die vierzehnte Woche
Erst wenn Sie ertrinken,
haben Sie zuviel Wasser getrunken:
Flüssigkeitsbedarf *75*

Die fünfzehnte Woche
Der Teufel hat mich dazu gebracht,
zu Hause zu bleiben: Ausreden *81*

Die letzte Woche
Wann sind die olympischen Vorausscheidungen:
Das Rennen *87*

Vorwort

Ich weiß nicht, warum dieses Buch eine Einleitung und ein Vorwort hat. Ich bin mir nicht einmal sicher, was ein Vorwort ist, aber diese Stelle ist wahrscheinlich ebenso gut geeignet wie jede andere, um zu versuchen, Sie davon zu überzeugen, daß ich weiß, wovon ich spreche. (Mit Sätzen wie diesem habe ich Sie möglicherweise bereits verloren.)

Meine Referenzen sind vielleicht nicht gerade makellos, aber ausreichend. Ich bin ungefähr semi-fit und erwarte, dies auf unbestimmte Zeit zu bleiben. Mein Gewicht schwankt zwischen in der Taille knallengen und halbwegs engen Hosen, und ich habe im allgemeinen etwa 10 Pfund Übergewicht. Als ich mit dem Laufen begann, hatte ich lässig 30 bis 40 Pfund Übergewicht.

Vor etwa 19 Jahren begann ich mit einem sehr gemäßigten Lauftraining und habe seitdem Hunderte von Wettrennen, meist zwischen 5,5 und 10 km, und drei Marathons bestritten.

«Rennen» ist in meinem Fall jedoch die falsche Bezeichnung. Ich laufe nämlich so langsam, daß niemand es als «rennen» bezeichnen würde. In Läuferkreisen kennt man mich als «Burleigh, den Gletscher» – denn langsamer als ein Gletscher kann man sich nicht bewegen. Aber trotzdem schaffe ich die Entfernung schließlich.

Ich habe ein 10-km-Rennen in Big Sur, Kalifornien, begründet und vier Jahre lang geleitet. Dann rief ich den Big

Sur-Marathon ins Leben, der jetzt in sein zehntes Jahr geht und zu den 20 wichtigsten Marathons in den USA gehört (7000 Teilnehmer und ein Etat von 400 000 Dollar). Beide Veranstaltungen haben sich zum Teil auch deshalb bravourös entwickelt, weil wir den Sport nicht allzu ernst nehmen und unsere Teilnehmer ermutigen, eher aus Spaß für ein sportliches Ziel zu laufen.

Ich bin kein Ernährungswissenschaftler, aber meine Frau hat all diese Bücher gelesen und an all diesen Kursen teilgenommen, und so habe ich das Fachwissen osmotisch erworben. Ich ernähre mich nicht immer vernünftig, aber ich weiß, wie das geht. Wissen Sie, Sie sollten tun, was ich sage, nicht, was ich tue. Ich kann gut wichtige Persönlichkeiten zitieren. Alle Kapitel dieses Buches sind je nachdem, in wessen Fachgebiet es fiel, von Orthopäden, Chirurgen, Sportphysiologen, Ernährungswissenschaftlern und Fußpflegern auf ihre Richtigkeit überprüft worden. Mit anderen Worten: Sie können glauben, was Sie lesen.

In meinem anderen Leben bin ich Richter, was von Bedeutung sein mag oder auch nicht.

Eine wichtige Einleitung

Wenn Sie diese Einleitung nicht lesen, haben Sie 10,– DM verschwendet, denn dies ist vielleicht der wichtigste Teil des Buches und erklärt, was ich erreichen möchte.

Ich schreibe dies nicht nur für Menschen, die auf sich achtgeben wollen, die gelegentlich Sport treiben und Gemüse essen. Ich schreibe dies auch für die Stubenhocker, die übergewichtigen, zügellosen, lethargischen, kränklichen, normalen menschlichen Wesen, für diejenigen, die manche als Faulpelz bezeichnen.

Wenn Sie dieses Buch lesen und tun, was ich Ihnen sage, sind Sie vielleicht immer noch übergewichtig, zügellos, lethargisch und kränklich, aber nur noch halb so sehr wie zuvor, und Sie werden sich ganz bestimmt besser fühlen.

Wie vollzieht sich diese erstaunliche Semitransformation? Ob Sie es nun glauben oder nicht: ganz einfach. Denn was dieses Buch zu erreichen versucht, ist, daß Sie sich besser fühlen als jetzt und daß Sie länger leben, ohne daß Sie dafür allzu hart arbeiten müssen.

Die meisten Fitnessratschläge sind schwer umzusetzen – zuviel Schweiß, zuviel Hunger, zu viele Qualen.

Dieses Buch ist anders. Die erforderlichen Aufwendungen an Zeit, Geld und Anstrengung sind minimal. Sie können weiterhin meistens essen, was Sie wollen, so viel Fernsehen schauen, wie Sie bewältigen können, und an den Wochenenden bis mittags schlafen.

Die Gesamtkosten für dieses Programm belaufen sich auf etwa zwei bis fünf Mark pro Woche. Wenn Sie sich dieses Buch leisten können, können Sie auch die Kosten für Semi-Fitness aufbringen. Im übrigen werden Sie letztendlich Geld sparen, wenn Sie einige meiner Ernährungsvorschläge übernehmen.

Der Zeitaufwand für dieses Programm beläuft sich auf nur ein bis zwei Stunden pro Woche. Nicht einmal intellektuell verlange ich viel von Ihnen. Es gibt sechzehn Kapitel, von denen jedes einige wenige Seiten lang ist. Sie müssen lediglich vier Monate lang jede Woche ein paar Minuten für das Lesen eines Kapitels erübrigen und die Anweisungen befolgen.

Ich meine, daß jeder, unabhängig von seinem Alter, seinem körperlichen Zustand, seinem Gewicht, seinem Einkommen und seiner Beliebtheit dieses Programm mit sehr wenig Anstrengung schaffen kann.

Obwohl das Programm um ein Training für ein 5000-m-Rennen herum aufgebaut ist, ist dies kein Buch über das Laufen, sondern vielmehr ein Buch zur sanften Veränderung der Lebensweise.

Und hier kommt das Gute: Wenn Sie diesem einfachen Programm folgen, garantiere ich Ihnen, daß Sie sich in 16 Wochen besser fühlen werden als heute. Und vermutlich werden Sie auch besser aussehen. Und vielleicht werden Sie auch länger leben, aber selbst wenn nicht, werden Sie sich besser fühlen, solange Sie leben.

Machen Sie mit!

Die erste Woche

**Die ersten Schritte sind,
nun ja, etwas mühsam:**

> Bald geht's los

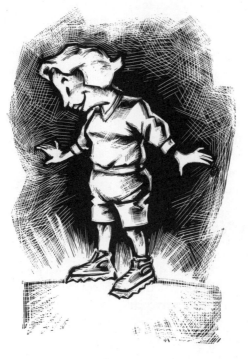

Wenn Sie die Einleitung zu diesem Buch nicht gelesen haben, sollten Sie zurückblättern und dies nachholen.

Gut, jetzt sind Sie soweit, anzufangen. Stehen Sie vom Sofa auf, schlagen Sie die «Gelben Seiten» auf, und suchen Sie das nächst gelegene Sportgeschäft heraus. Wir beginnen ganz unten: bei Ihren Füßen.

Dieses wird Ihre einzige größere und vielleicht Ihre einzige Ausgabe überhaupt sein. Sie brauchen ein paar gute Laufschuhe. Was immer sie kosten mögen, wahrscheinlich werden Sie die Kosten durch zukünftige Ernährungsumstellungen wieder wettmachen.

Dieses ist ungefähr das einzige, was ich in diesem Buch ganz ernst nehme, und ich bestehe darauf, daß Sie dies auch tun. Sie müssen sich ein Paar leichte, qualitativ gute Markenlaufschuhe kaufen. Keine Tennisschuhe und keine Turnschuhe und keine Allroundschuhe. Ich möchte, daß Sie bequeme Schuhe tragen, die nur wenige Gramm wiegen.

Gehen Sie nicht in einen Billigladen, und kaufen Sie sich keine Schuhe im Ausverkauf, billige Schuhe können das ganze Programm zunichte machen. Kaufen Sie nur Markenschuhe.

Unglücklicherweise reicht der Markenname allein nicht. Unterschiedliche Füße brauchen unterschiedliche Schuhe. Als ich mit dem Laufen begann, wußte ich nicht, wie wichtig eine gute Paßform ist. Im Laufe der Zeit mußte ich drei verschiedene Marken kaufen und tragen, bevor ich den perfekten Schuh fand. Von den ersten beiden, die ich ausprobierte, bekam ich Schmerzen in den Knien und Blasen an den Fersen. Ein verantwortungsbewußtes Sportgeschäft wird Ihnen helfen, die richtige Paßform zu finden, und für den Rat einstehen.

Als nächstes bitten Sie den Verkäufer in dem Sportgeschäft um den Veranstaltungskalender für lokale Wettrennen. Auch Zeitschriften für Läufer wie *Runners World*, *Spiridon*, *Der Läufer* und andere helfen weiter.

Suchen Sie sich nun ein 5000-m-Rennen aus, das in vier Monaten stattfindet. Wenn Sie Probleme haben, ein gutes Rennen zu finden, sollten Sie den Verkäufer oder einige gute Läufer aus Ihrer Gegend fragen.

Jetzt sind Sie fertig! Sie haben gute Schuhe und ein Ziel, nämlich in 16 Wochen an einem 5000-m-Wettrennen teilzunehmen. Lassen Sie sich nicht einschüchtern, Sie können es schaffen.

Jeder kann 5 Kilometer laufen, ohne dabei anzuhalten oder zu gehen. Man braucht nur etwas Training, und ich werde Ihnen erzählen, wie man dieses mit einem Mindestmaß an Schmerzen und Qualen erreicht.

Ich werde Ihnen nicht das Leben schwer machen oder mehr von Ihnen verlangen, als Sie bewältigen können. Es wird leichte Unbequemlichkeiten geben, vor allem in den ersten Wochen, aber die Belohnungen werden die Mühen übertreffen!

»«

Ihr Training beginnt jetzt. Ziehen Sie sich Ihre neuen Schuhe an, gehen Sie auf einen Sportplatz, und joggen Sie ein bißchen. Gehen Sie etwa 50 m, und traben Sie dann 15 bis 20 m. Jawohl, 15 bis 20, nicht 100 oder 200 m. Dann gehen Sie eine Weile. Sie sollten eine Runde um den Sportplatz (400 m) in fünf Minuten schaffen.

Abhängig davon, wieviel Zeit Sie haben, sollten Sie dies zwei- bis viermal pro Woche jeweils zehn Minuten lang machen. Drängen Sie sich nicht, laufen Sie nicht angestrengt oder schnell, und strapazieren Sie sich nicht.

Der größte Fehler, den Anfänger beim Laufen machen, besteht eigentlich darin, zu laufen. Tun Sie das nicht. Es ist entmutigend, unbequem und sogar schmerzhaft. Was Sie in diesen ersten paar Wochen erreichen wollen, ist ein Dahinschlurfen! Ihr Körper ist nicht darauf vorbereitet zu laufen, und Sie könnten sich verletzen.

»«

Sehen Sie zu, daß Sie nach draußen kommen, und trotten Sie los. Bis nächste Woche!

Die zweite Woche

**Einen Schritt weiter
als bis zum Kühlschrank:**
Es geht los

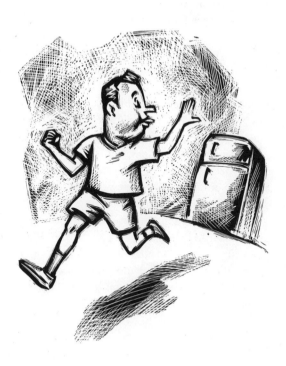

Als ich mich letzte Woche von Ihnen verabschiedet habe, trugen Sie qualitativ hochwertige, leichte Laufschuhe, sind ein bißchen auf dem Sportplatz herumgetrabt und näherten sich widerwillig einer bedeutenden Veränderung Ihrer Lebensweise.

Noch ein paar weitere Punkte zur Vorbereitung, bevor wir loslegen: Wenn Sie über 40 und kein Sportler sind und Ihr Herz nie durch körperliche Betätigung belastet haben, sollten Sie den Rat Ihres Arztes einholen, bevor Sie zu trainieren beginnen. Wenn es in Ihrer Familie Herzerkrankungen gegeben hat, sollten Sie darüber hinaus ein Belastungs-EKG erwägen. Im übrigen wird es Ihnen Freude machen, Ihr heutiges EKG mit dem in vier Monaten zu vergleichen. Ein toller Egotrip!

Auch wenn Sie selbst Herzbeschwerden oder sogar einen Herzinfarkt hatten, wird Ihr Kardiologe Ihnen wahrscheinlich eine Medaille dafür schenken, daß Sie sich mit Sport und Fitness, oder auch nur mit Semi-Fitness, befassen.

Da Sie beginnen, Ihre Lebensweise zu verändern, wäre es schön, wenn Sie ein paar empirische Beweise hätten, daß sich Ihre Kondition verbessert hat. Ich möchte Sie daher bitten, einen Arzt dazu zu bringen, Ihnen Ihre Cholesterinwerte (gut oder schlecht), Ihre Blutfettwerte, Ihren Blutdruck und Ihre Pulsfrequenz mitzuteilen. Sie werden über die Veränderungen, die positiven Veränderungen, erstaunt sein, die Sie in den nächsten drei Monaten bemerken werden. Am Ende des Buches befindet sich eine Tabelle. Füllen Sie die linke Spalte aus, sobald Sie Ihre Werte bekommen.

Nun ein kurzes Wort zum Thema Kleidung. Für das Trainingsniveau, auf dem Sie sich bewegen werden, ist jede alte Kleidung in Ordnung, irgendwelche Shorts oder langen Hosen, ein altes T-Shirt, eine Windjacke und, wenn es kalt ist, ein Paar Handschuhe. Das einzig wichtige ist, daß die Kleidung bequem ist.

Ich werde Ihnen die nächsten vier Monate die Hand halten, und Sie werden still und sanft lernen, 5 Kilometer zu laufen, ohne anzuhalten und ohne daß es weh tun wird.

Mein Programm ist gemäßigt und darauf angelegt, Ihre Kondition und Ihren allgemeinen Gesundheitszustand zu verbessern. Sie können sich nach wie vor gelegentlich eine Überdosis Eiscreme zumuten, am Wochenende bis mittags schlafen und soviel Fußball, Tennis, Familienserien oder Spielshows im Fernsehen sehen, so häufig einen Mittagsschlaf halten und so viele Brezeln essen, wie Sie mögen.

Schließlich werden Sie jedoch feine Veränderungen spüren. Vielleicht verlieren Sie nicht besonders viel Gewicht, aber der Zustand einiger Bereiche Ihres Körpers wird sich verändern, Fett wird sich langsam in Muskeln verwandeln.

Sind Sie bereit anzufangen? Wenigstens mental? Dann los. Wenden wir uns dem Körper zu:

Manche Läufer dehnen ihre Muskeln, besonders die Beinmuskeln, gerne vor dem Laufen, aber nötig ist dies bei Ihrer Anfangsgeschwindigkeit und -anstrengung vermutlich nicht.

Wenn Sie sich entschließen, sich zu dehnen, sollten Sie langsam vorgehen. Stellen Sie sich auf die Fußballen an die Bordsteinkante, und bearbeiten Sie Ihre Waden, indem Sie die Fersen heben und senken. Dabei können Sie spüren, wie sich Ihre Waden dehnen.

Dann umfassen Sie einen Fuß und ziehen ihn sanft hinter dem Körper nach oben zum Gesäß.

Schließlich lehnen Sie sich mit den Händen an eine Wand, einen Zaun oder ein Auto, strecken ein Bein gerade nach hinten und dehnen sanft die Kniesehnen. Zehn Minuten sind mehr als genug für solche Übungen.

Wenn Sie mit dem Laufen beginnen, sollten Sie so langsam wie möglich laufen und dann Ihre Geschwindigkeit halbieren. Gehen Sie um den Block, wenn Sie nicht auf dem Sportplatz sind. Meiden Sie Berge. Sportplätze sind langweilig, haben jedoch den Vorteil, daß sie eben sind, die Bahn eine bestimmte Länge hat (fast immer 400 m) und dort kein Verkehr herrscht.

Ich möchte, daß Sie einige Wochen lang auf einen Sportplatz gehen (oder sich, falls das nicht günstig ist, eine ebene, abgemessene, verkehrsfreie Strecke suchen). Ein Sportplatz ist der perfekte Ort, um anzufangen. Angenommen, es handelt sich um die Bahn einer öffentlichen Schule, dann ist sie mit Ihren Steuergeldern bezahlt worden. Sie dürfen nicht die Leichtathletikmannschaft stören, aber die Bahn benutzen, wenn die Fußballmannschaft trainiert.

Um die Langeweile zu vermindern, sollten Sie sich ein Kassettenradio mit Kopfhörer kaufen und Ihre Lieblingskassetten hören oder es auf Radiobetrieb stellen, um die Nachrichten, den Wetterbericht, Talkshows oder Ihren Lieblingssender zu hören.

Ich muß noch einmal wiederholen: Der größte Fehler, den Anfänger beim Laufen machen, besteht darin, zu laufen. Wenn ich sage, ich möchte, daß Sie laufen, meine ich keinen Sprint. Wenn Sie loslegen, sollten Sie so langsam wie möglich und dann noch ein bißchen langsamer laufen.

In den ersten paar Wochen sollten Sie nicht länger als zwei Minuten laufen, ohne dann wieder zu gehen, und insgesamt nicht länger als 10 Minuten trainieren. Selbst dieser Trainingsumfang wird unbequem und unangenehm werden, aber halten Sie das durch. Wenn es Ihnen gelingt, sich ein paar Monate dazu zu zwingen und dabeizubleiben, wird es immer einfacher werden. Die Chancen stehen nicht einmal schlecht, daß Sie es genießen, ein neues Leben zu beginnen, und sich besser fühlen werden.

Es ist nicht wichtig, wie weit Sie laufen. In den ersten paar Wochen des Trainings möchte ich nur, daß Sie sich aufrecht halten und in Bewegung bleiben. Geschwindigkeit ist irrelevant – oder vielleicht doch nicht: je langsamer, desto besser.

Denken Sie daran: langsam joggen oder eigentlich auf einem Sportplatz herumtrotten, nicht länger als zwei Minuten, dann gehen Sie wieder. Nach etwa neun bis zehn Minuten gehen Sie nach Hause und trinken ein Sodawasser oder ein Bier. Machen Sie dies dreimal pro Woche.

》《

Nächste Woche werde ich Ihnen erzählen, wie man den wichtigsten Muskel seines Körpers stärkt. Bis dann.

Die dritte Woche

Wie Sie den wichtigsten Muskel Ihres Körpers aufbauen:
Aerobic

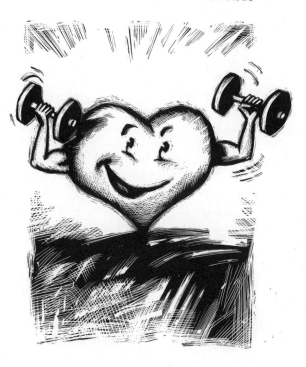

Hier nun weitere Fitnesstips für alle, denen es genügt, semifit zu sein, also für all jene, die in nunmehr vierzehn Wochen ein 5000-m-Rennen schaffen wollen.

Letzte Woche habe ich Sie verlassen, als Sie dreimal wöchentlich für jeweils 10 Minuten langsam um den Sportplatz trabten und gingen.

Diese Woche werde ich Sie, wie versprochen, an etwas Muskelarbeit gewöhnen, genauer, an das Training dieses äußerst wichtigen Muskels, der Herz genannt wird. Da sich dieses Buch vor allem an Menschen aller Altersgruppen wendet, die eine sitzende Tätigkeit ausüben, nehme ich an, daß Ihre Pulsfrequenz der eines normalen Menschen mit überwiegend sitzender Lebensweise entspricht. (Und daß Ihr Arzt dieses Training gutheißt.)

Während Sie dasitzen und dies lesen, sollten Sie die Seite Ihres Halses oder das Handgelenk berühren und Ihre Pulsfrequenz messen. Zählen Sie 10 Sekunden lang die Pulsschläge, und nehmen Sie die Zahl mal sechs. Sie kommen wahrscheinlich ungefähr auf 70 bis 80 Schläge pro Minute, ebenso wie ich, als ich mit dem Laufen begann.

Meine derzeitige Pulsfrequenz liegt bei ungefähr 50 bis 55, was normal ist für jeden, der regelmäßig Ausdauersport treibt.

Was will ich nun damit sagen? Folgendes: Ihr Herz hat die Aufgabe, Ihr Blut zusammen mit Sauerstoff und allen möglichen anderen guten Dingen im Körper zu verteilen. Ein kräftigeres Herz ist ein besseres Herz.

Drei- bis fünfmal pro Woche liegt meine Pulsfrequenz für etwa eine halbe bis dreiviertel Stunde bei 130 bis 150, weil ich laufe. Dieses «aerobe» Training stärkt mein Herz. Den Rest des Tages pumpt mein Herz langsam vor sich hin. (Bis mein Sohn wieder eine Beule ins Auto fährt oder der Hund meine Brieftasche frißt.)

Im Laufe eines normalen Tages schlägt Ihr Herz fast 30 000mal häufiger als meins – unnötigerweise. Wenn Ihr Herz nur für eine bestimmte Anzahl von Schlägen konstruiert ist, kann es – ähnlich wie ein Auto – auch nur eine dementsprechende Anzahl von Schlägen bewältigen, und Sie werden Ihr Herz schneller abnutzen als ich meines. Ihr Herz ist wie Ihr Bizeps oder Ihre Wade, je mehr Sie es trainieren, desto größer und stärker wird es.

Durch regelmäßiges Lauftraining können Sie Ihre Pulsfrequenz auf knapp über 50 absenken. Das sind die schlechten Nachrichten. Die gute Nachricht ist, daß Sie nicht mehr tun müssen, als dreimal pro Woche 20 Minuten zu laufen.

Erinnern Sie sich an die von Dr. Kenneth Cooper in den frühen 70er Jahren für die amerikanische Luftwaffe durchgeführte Untersuchung? Er kam zu dem Schluß, und das ist noch immer herrschende Meinung, daß man nicht mehr als dreimal wöchentlich 20 Minuten aerob trainieren muß, um sein Herz gesund zu erhalten. Dr. Cooper sagt, wenn man mehr als 20 Minuten dreimal pro Woche läuft, täte man dies nicht aus gesundheitlichen Gründen. Ob Sie es glauben oder nicht, und es ist schwer, sich dies auch nur vorzustellen, wenn man mit dem Laufen beginnt: Es besteht eine hohe Wahrscheinlichkeit, daß Sie viel laufen werden, einfach weil es Ihnen Spaß macht und Ihnen guttut. Ferner werden Sie, wenn Sie so weit fortgeschritten sind, daß Sie längere Strecken laufen und eigentlich einen Freund bei einem Rennen begleiten oder sogar gegen ihn antreten wollen, laufen, um sich auf den Wettbewerb vorzubereiten.

Ich muß hier jedoch noch einmal einschränken, daß Laufen nicht für jeden das richtige ist. Meine Frau und ich haben zur selben Zeit mit dem Laufen angefangen; mich hat's gepackt, sie nicht. Inzwischen betreibt sie Walking und hat bereits acht Marathons absolviert, aber sie sagt, daß sie mich um die Vorteile, die ich aus dem Laufen ziehe, beneidet. Ich hoffe, daß es Sie nach diesem viermonatigen Programm gepackt haben wird. Sie sollten jedoch kein schlechtes Gewissen haben, wenn dem nicht so ist. Immerhin haben Sie Ihr Bestes versucht, und es hat Ihnen nicht gefallen.

Nun sind Sie bereit für den schwierigsten Teil Ihres Trainings: Sie müssen jetzt darauf hinarbeiten, Ihre Pulsfrequenz dreimal pro Woche 20 Minuten lang zu erhöhen. Sie bestimmen Ihre Höchstpulsfrequenz, indem Sie Ihr Alter von 220 abziehen und dann 70% (80% bei fortgeschrittenen Läufern) dieses Wertes nehmen. Ein 40jähriger Anfänger würde beispielsweise versuchen, eine Pulsfrequenz von ungefähr 126 (220 − 40 = 180, 70% von 180 sind 126), und ein fortgeschrittener Läufer, eine Pulsfrequenz von 144 zu halten.

Ich habe immer sowohl beim Ausruhen als auch beim Laufen Probleme gehabt, meinen Puls zu messen, und bin selten davon überzeugt, daß meine Messung stimmt.

Wenn Sie das gleiche Problem haben, sollten Sie trotzdem nicht verzweifeln. Nette Menschen in irgendeinem Labor haben ein kleines Instrument entwickelt, das Pulsmeßgerät heißt. Es wird unterhalb der Brust um den Brustkorb geschnallt und übermittelt die Pulsfrequenz auf einen Empfänger, der wie eine Armbanduhr am Handgelenk getragen wird. Sie müssen dann nur noch regelmäßig auf die Uhr sehen, um festzustellen, ob Ihre Pulsfrequenz hoch genug ist, damit Sie aerob davon profitieren und Ihr Herz stärken und andererseits feststellen zu können, ob Sie sich zu sehr verausgaben und so das Risiko eingehen, sich zu verletzen.

Ich laufe sehr langsam und brauche etwa 9 bis 11 Minuten pro Meile, abhängig davon, wie ich mich fühle, und ich stelle fest, daß die vom Pulsfrequenzgerät registrierte Pulsfrequenz genau in dem Bereich liegt, in dem sie sein sollte.

Es wird einige Wochen dauern, bis Sie so weit sind, daß Sie Ihre optimale Pulsfrequenz 20 Minuten lang durchhalten, und es ist vielleicht das körperlich Unangenehmste und Unbequemste, was Sie je gemacht haben. Dabei sollten Sie einfach an folgendes denken: Mit der Zeit wird es immer einfacher. Nach 14 weiteren Wochen werden Sie nur so dahinschweben.

Wenn Sie ein typischer Läufer sind, werden Sie sich auf das Laufen freuen. Es ist eine angenehme, sinnliche Erfahrung (die gelegentlich sogar belebend wirkt), und schließlich werden Sie mehr laufen als nötig, einfach weil es ein schönes Gefühl ist.

Und während Sie Ihre Pulsfrequenz steigern, bereiten Sie Ihren Körper auch auf den 5000-m-Lauf vor, den Sie sich zum Ziel gesetzt haben.

» «

Nächste Woche werde ich Ihnen eine kurze Lektion über Brennstoffe erteilen. Auch das gehört zum Fitnessgeschäft. In der Zwischenzeit viel Spaß – und essen Sie Orangen!

Die vierte Woche

Saubere und schmutzige Brennstoffe für den Körper:
Fette

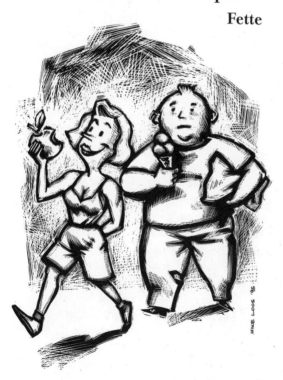

Ich heiße Sie wieder in dem Fitnessbuch willkommen, das Fitness nicht allzu ernst nimmt. Es ist ein Ratgeber für Menschen, die ihre Gesundheit so weit verbessern möchten, daß sie, ohne allzusehr zu leiden, einen Wettlauf über 5 Kilometer durchhalten können.

Als wir uns letzte Woche trennten, begannen Sie mit dem härtesten Teil Ihres Trainingsprogramms, dem Versuch, Ihre Pulsfrequenz dreimal pro Woche für jeweils 20 Minuten (abhängig von Ihrem Alter und Ihrer Kondition) auf 120 bis 150 Schläge zu steigern. Wahrscheinlich haben Sie Ihr Ziel noch nicht erreicht – häufig dauert dies viele Wochen lang –, aber halten Sie durch. Wenn Sie dieses Niveau erreicht haben, ist Ihr Fitnesstraining von hier ab im wesentlichen ein Bergablauf – eine schöne Richtung für Läufer.

Diese Woche stellen wir die besten Brennstoffe für den Körper vor – aber wir werden dabei realistisch bleiben. Dieses Kapitel kann man «Die richtige Ernährung, damit Sie als 842ster von 1000 ans Ziel kommen» nennen, aber schaffen sollten Sie die Entfernung trotzdem.

Der Körper braucht alle möglichen Stoffe, um in Gang zu bleiben – einschließlich der vielgeschmähten Fette und Zucker. Das Entscheidende ist, welche Anteile der Nahrung Fett und Zucker zugeschrieben werden können.

Es gibt zahlreiche Bücher, die Ihnen erklären können, wie viele Kalorien Sie benötigen, um unter Berücksichtigung Ihres Gewichts und Alters gesund zu bleiben. Lassen Sie uns für unsere Zwecke eine gesunde, etwa 68 kg schwere Person nehmen, die etwa 2000 Kalorien pro Tag benötigt.

Die Kalorien können in Form von Proteinen (Fleisch,

Käse, einige Gemüsesorten), Kohlenhydraten (Nudeln, Brot, Kartoffeln, Reis) und Fetten (Öle, Butter, fleischliche Fette) aufgenommen werden. Diese Woche werden wir die Fette betrachten.

Idealerweise sollten Sie nicht mehr als 600 bis 700 Kalorien pro Tag und ganz bestimmt nicht mehr als 30 Prozent der Gesamtmenge an Kalorien in Form von Fetten aufnehmen.

Unglücklicherweise ist dies nicht sehr viel, denn Fett hat einen hohen Kaloriengehalt. Ein Eßlöffel Olivenöl enthält 130 Kalorien, beinahe ein Viertel der empfohlenen Gesamtmenge. Seien Sie daher vorsichtig, wenn Sie zu Fetten greifen.

Wählen Sie immer Fette, die einen geringen Anteil gesättigter Fettsäuren enthalten. Tierische Fette (marmoriertes rotes Fleisch, Käse, Vollmilch) sind generell schlechte Fette.

Glücklicherweise gibt es einige phantastische Ersatzstoffe, die einem vorgaukeln, man äße das echte Zeug. Fettarme Sour Cream, Halbfett-Margarine, milchfreie Desserts und fettarmer Käse machen das Leben im Umgang mit Fetten beinahe erträglich.

Nachfolgend nun die Methode, die wir in unserer Familie seit vielen Jahren mit recht gutem Erfolg anwenden: Wir kaufen einfach keine tierischen Fette: rotes Fleisch (es sei denn, es ist mager – wirklich mager), Butter, Schinkenspeck, Eis, die meisten Käsesorten. Unsere Ernährung besteht aus Nudeln, Brot, Huhn, Fisch, Salaten, Früchten, Gemüsen, die wir mit überwiegend fettfreien Soßen, wie etwa Joghurt oder Sour Cream und cholesterinfreien Ölen, anmachen. Unsere Milch ist fettarm, und wir essen kalorienarmen Käse.

An der Kasse des Supermarktes werden Sie über Ihre Rechnung angenehm überrascht sein. Nahrungsmittel, die Sie meiden möchten: Sahneeis, Schweinefleisch, Kartoffelchips, Kekse und Cracker, haben nicht nur einen hohen Fettanteil, sie sind auch teuer. Es ist Jahre her, daß wir einen Braten oder ein T-Bone-Steak gekauft haben, und unsere Nahrungsmittelrechnungen belegen dies.

Andererseits sind Nahrungsmittel, die man zur Gesunderhaltung braucht – Gemüse, Salate, Früchte, Nudeln, Kartoffeln –, billig. Man kann sich sein ganzes Leben lang bei guter Gesundheit von Kartoffeln, Brokkoli, Bananen und fettfreier Milch ernähren, es sei denn, man stirbt nach drei Monaten an Langeweile.

Dadurch, daß wir uns zu Hause zusammennehmen, können wir es verantworten, außer Haus schlechte Nahrungsmittel zu essen (das Picknick im Büro, ein Abendessen mit Freunden, Hot Dogs mit den Kumpels beim Fußballspiel, Nachbarschaftsfeste usw.).

Wenn ich mich eine Woche lang von gedünsteten Gemüsen, Nudeln, Salaten und Früchten ernährt habe, kann ich am Freitag leicht ein Abendessen mit meinem Chef oder ein Brunch mit Rühreiern und Schinken am Sonntagmorgen rechtfertigen. Wenn Sie einige Wochen lang vorsichtig gegessen haben, können Sie eine Vielzahl von Sünden rechtfertigen.

Wir schummeln natürlich zu Hause auch, aber dabei handelt es sich um sachkundige, intelligente Schummeleien. Wir sehen uns die Etiketten der Nahrungsmittel an und prüfen, wie viele Kalorien aus Fetten stammen, und wenn es über 30 Prozent sind, versuchen wir dieses Nahrungsmittel zu meiden.

Soviel zum Thema Fett. Nächste Woche werden wir über die wichtigste Kraftquelle unseres Körpers sprechen, über den Brennstoff, der uns das Durchhaltevermögen verleiht, dreimal wöchentlich zwanzig Minuten zu laufen. Bis dann, viel Spaß – und essen Sie Gemüse!

Die fünfte Woche

**Muß ich wirklich diese
Fettuccine Alfredo mit Sour Cream
und Käsesoße essen:**
>   Kohlenhydrate

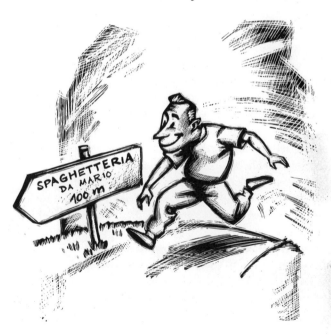

Wir beginnen unsere fünfte Trainingswoche für den 5000-m-Lauf, der in 11 Wochen vor uns liegt.

Sie kämpfen damit, Ihre Pulsfrequenz dreimal pro Woche im Bereich von 120 bis 150 Schlägen pro Minute zu halten, während Sie 20 Minuten langsam um den Sportplatz joggen.

Dies ist der Tiefpunkt Ihres Fitnessprogramms, weil Sie Ihren Körper noch nicht darauf trainiert haben, Glykogen einzulagern und Sauerstoff effizient in die Muskeln zu pumpen. Das wird mit der Zeit kommen – nur nicht aufgeben!

Letzte Woche haben wir darüber gesprochen, wie Sie Ihren Fettkonsum einschränken. Diese Woche werden wir Ihnen den bemerkenswertesten Brennstoff vorstellen, den Sie Ihrem Körper zuführen können: Kohlenhydrate.

Wir verwenden das Wort «bemerkenswert», weil Sie die Wirkung auf Ihr Durchhaltevermögen und Ihre Ausdauer tatsächlich spüren können, wenn Sie vor einem Langstreckenlauf Nudeln essen. Es scheint ein Wunder zu sein. Sportphysiologen und Ernährungswissenschaftler bezeichnen diesen Brennstoff als Glykogen. Es ist einfacher, den allgemein gebräuchlichen Namen zu benutzen: Kohlenhydrate.

Erinnern Sie sich noch daran, wie Fußballmannschaften ihre Athleten vor einem Spiel im Interesse von Energie und Kraft mit dicken Steaks gefüttert haben? Damit ist Schluß: Gehen Sie in ein Trainingslager, und überprüfen Sie die Teller mit Lasagne, Fettuccine, Kartoffeln, Brot und einigen Früchten. Für diese Veränderung in der Ernährungsweise von Sportlern gibt es einen guten Grund: Kohlenhydrate sind die allerbeste Energiequelle für die Muskeln.

Es wäre schön, wenn man einfach ein paar Kartoffeln essen und den Brennstoff dann nutzen könnte, um 10 Kilometer zu laufen. Unglücklicherweise muß man seine Muskeln jedoch darauf trainieren, das Glykogen einzulagern und dann nach Bedarf wieder auszuteilen. Die einzige Methode, dies zu erreichen, besteht darin, Langstrecken zu laufen. Übrigens erhöht jeder wiederholte, anhaltende Muskeleinsatz, wie zum Beispiel Schwimmen oder Gehen, die Fähigkeit, Glykogen einzulagern. Für unseren Zweck – die Vorbereitung auf die 5 Kilometer – ist Laufen jedoch am besten geeignet. Mit zunehmender Kondition werden Sie in der Lage sein, immer längere Strecken zu laufen, ohne anzuhalten oder allzusehr zu leiden. Man kann sich den Wert von Kohlenhydraten leicht veranschaulichen, indem man Gemüse zum Abendessen ißt und dann am nächsten Tag 5000 Meter läuft. Hart. Essen Sie dann Nudeln zum Abendessen, und laufen Sie dieselbe Strecke. Ein Zuckerschlecken.

Ein gutes Essen vor einem Ausdauer-Ereignis könnte aus folgendem bestehen: 1½ Tassen Eiernudeln (300 Kalorien), 1 Tasse fettfreie Yoghurtsoße mit Käse (180), eine etwa 200 g schwere Folienkartoffel (220) mit zwei Teelöffeln fettfreier Sour Cream (50), 1 Tasse gedünsteter Brokkoli und Karotten (50) mit Sojasoße (20), 1 mittelgroße Banane (100), Salat und Tomaten mit fettfreiem Dressing (ungefähr 100). Das ist ein gesundes und schmackhaftes Abendessen, das etwas mehr als 1000 Kalorien enthält.

Es ist interessant, wie die Wissenschaft unsere Wahrnehmung der Dinge verändert. Ältere Leser werden sich daran erinnern, daß die oben beschriebene Mahlzeit vor ungefähr 20 Jahren ein Tabu gewesen wäre. Macht zu dick. Jeder, der auf sein Gewicht achtete, versuchte Brot, Kartoffeln und Reis zu meiden. Heute ist das anders. Wie Sie in späteren Kapiteln sehen werden, sind diese Nahrungsmittel im Rahmen eines Diätprogramms nicht nur erlaubt, sondern man wird sogar ermutigt, sie zu essen, weil sie besonders gut geeignet sind, uns Energie zu geben. Ich hoffe, daß der wissenschaftliche Erkenntnisprozeß schließlich den Stand erreichen wird, daß Schokolade ein entscheidendes Element ausgewogener Ernährung ist.

Wenn Ihnen die Bedeutung von Kohlenhydraten für die Ausdauer fraglich erscheint, sollten Sie sich das Anmeldeformular eines beliebigen wichtigen Marathons ansehen. Am Vorabend des Rennens wird oft eine Kohlenhydratparty angeboten.

Ich werde Sie drängen, sich vor Ihrem 5000-m-Lauf mit Spaghetti, Brot, Kartoffeln, Früchten usw. vollzustopfen. Es wird einen Unterschied ausmachen. (Vor allem, weil Sie 300 Pfund wiegen und nicht mehr in der Lage sein werden, sich zu bewegen. Nur ein Scherz, mehr zur Gewichtskontrolle später.)

»«

Setzen Sie weiter einen Fuß vor den anderen. Irgendwann werden Sie schon ankommen. Viel Spaß – und essen Sie Karotten!

Die sechste Woche

Durch Laufen wird man reich und berühmt. Nun ja.

> Warum laufen?

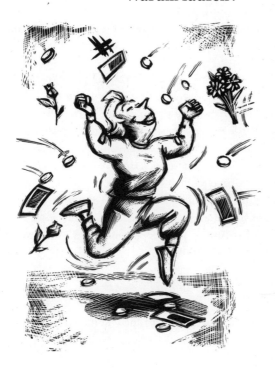

Dies ist tatsächlich eine gute Frage. Warum sollte ein Mensch das Risiko eingehen, seine Knie, Fußgelenke, Füße oder Hüften durch die unablässigen Stöße zu verletzen, denen man sich durch das Laufen aussetzt? Warum verschafft man sich sein Training, eine gute Gesundheit, Fitness nicht durch eine Betätigung, die weniger Schaden anrichtet?

Wären Sie mit Schwimmen, Radfahren, Tennis, Golf oder Squash nicht besser bedient?

Meine Antwort lautet nein. Insgesamt gesehen ist Laufen die beste Aktivität, und hier sind die Gründe:

1. *Aerober Nutzen:* Sie müssen dreimal pro Woche Ihre Pulsfrequenz 20 Minuten lang erhöhen, um ein starkes, gesundes Herz zu bekommen, Cholesterin abzubauen, den Blutdruck zu senken, die Knochen zu kräftigen usw. Dieses ist mit Laufen leicht, durch Golf oder alpinen Skilauf unmöglich und mit Tennis, Gehen oder Krafttraining nicht sehr wahrscheinlich zu erreichen. Nur Schwimmen hat den gleichen aeroben Effekt, aber dabei wird man so naß. Beim Einzeltennis steigt die Pulsfrequenz an, wird aber nicht 20 Minuten lang hoch gehalten. Es kommt also nur zu kleinen Explosionen.

2. *Laufen kann jeder:* Man muß kein Sportler sein, um zu laufen. Man muß nicht Auge und Hand koordinieren oder starke Muskeln haben, braucht keinen tollen Körper oder großen Kampfgeist.

Meine sportlichen und koordinatorischen Fähigkeiten entsprechen denen eines alten Nashorns, und trotzdem habe ich ein ungeheures Vergnügen daran, eine Stunde lang einen Fuß vor den anderen zu setzen. Meine Reaktionsfähigkeit ist für Tennis zu langsam. Ich habe es jahrelang mit Golf versucht, und selten war es ein Vergnügen.

Den gleichen Nutzen erzielt man mit Radfahren und vielleicht Schwimmen. Für Tennis, Golf und Skifahren benötigt man jedoch Geschicklichkeit.

3. *Laufen ist wahrscheinlich die billigste aller aeroben Sportarten:* Sie benötigen lediglich ein Paar gute, leichte Laufschuhe. Mit Ihren normalen Klamotten können Sie für etwa 1 Dollar pro Woche so viel laufen, wie Sie wollen.

Vergleichen Sie hierzu die Kosten für ein Fahrrad, einen Skipaß, die Mitgliedsgebühren für einen Golfclub oder Eintrittsgebühren für ein Schwimmbad oder die Kosten für Ställe, falls Sie Spaß an Polo haben. Nur Gehen kann preislich mithalten, es hat jedoch nicht den gleichen aeroben Nutzen, und es dauert etwa doppelt so lange, bis man die gleiche Kalorienmenge verbrannt hat.

4. *Laufen erfordert sehr wenig Aufwand:* Man muß sich nicht mit anderen verabreden, wie etwa beim Golf, Skilaufen oder Tennis. Man braucht keinen anderen Menschen als Partner. Viele Läufer genießen die Flucht ins Laufen, die Gelegenheit, allein zu sein, ohne Verpflichtungen oder soziale Interaktionen, die Zeit, um nachzudenken, Pläne zu machen und sich über etwas klarzuwerden.

Man kann ebensogut allein laufen: Ich laufe so langsam, daß ich niemanden finden würde, der mit mir laufen würde. Gut, das nehme ich zurück, mein Hund läuft mit mir, aber der ist an der Leine.

5. *Keine andere nicht-aerobe Aktivität setzt diese wunderbare Chemikalie, die Endorphin heißt, im Gehirn frei:* Jeder hat davon gehört, daß Läufer «high» werden, diese Hochstimmung, dieses Wohlgefühl, das Gefühl, ganz hoch zu schweben, das der Langstreckenläufer gelegentlich erlebt. Haben Sie jemals davon gehört, daß jemand vom Golfspielen «high» wurde?

Ich muß allerdings widerwillig zugeben, daß das Training auf einem dieser Skilanglaufgeräte den gleichen aeroben Nutzen hat, ohne die Gelenke zu beschädigen. Diese Geräte haben jedoch nachgewiesenermaßen zu Todesfällen durch Langeweile geführt.

»«

Schließlich konzediere ich jedoch, daß Laufen nicht für jeden das richtige ist. Ich kenne mehrere Menschen, und meine Frau gehört auch dazu, die es ernsthaft versucht haben und denen es nicht gefallen hat. Meine Frau hat sich dann dem Gehen zugewandt, eine legitime, gesunde Aktivität, und wir respektieren unsere Wahl gegenseitig.

Es fällt mir schwer zuzugeben, daß man nicht unbedingt ein hartes aerobes Training braucht, um fit zu sein. Wenn Sie Ihre Pulsfrequenz dreimal wöchentlich 20 Minuten lang steigern, so tut Ihnen das gut und kräftigt Ihr Herz. Wenn Sie jedoch jeden Tag dreimal 10 Minuten lang gehen, werden Sie vermutlich die gleichen Ergebnisse erzielen.

Schon eine halbe Stunde gemäßigter sportlicher Betätigung wie Gehen, Tanzen, Radfahren oder Schwimmen kann das Risiko, frühzeitig zu sterben, fast genauso senken wie ein hartes Sportprogramm. Und es müssen nicht 30 Minuten am Stück sein. Außerdem ist es so, daß eine mäßige sportliche Betätigung den HDL-Wert, das gute Cholesterin, erhöht und den Blutdruck senkt, es weniger wahrscheinlich macht, daß Sie zunehmen, die Insulinempfindlichkeit der Muskeln steigert und das Risiko senkt, daß sich Blutgerinnsel bilden.

Das Entscheidende ist, daß man aufsteht und in Bewegung kommt, nicht, daß man sich Gedanken über die Intensität macht. Am wichtigsten ist die Gesamtenergie, die auf eine körperliche Aktivität verwandt wird.

Das ist etwas Gutes, das ich hier an Sie weitergebe. Passen Sie also auf. Wenn Sie akzeptieren, was Blair und viele andere sagen, so haben Sie weniger Ausreden, um keinen Sport zu treiben.

Ich meine, wie können Sie behaupten, daß Sie keine Zeit hatten, ein paarmal um den Block zu gehen? Und ganz bestimmt gehen Sie kein Verletzungsrisiko ein, wenn Sie einfach nur gehen.

Wenn Sie sich nicht dazu bringen können, vom Sofa aufzustehen, sollten Sie an die folgende Aussage des *American College* für Sportmedizin denken: «Eine erschütternde Viertelmillion Tote kann jedes Jahr körperlicher Inaktivität zugeschrieben werden.»

»«

Jedenfalls fühle ich mich gezwungen, für Aktivitäten jeglicher Form zu plädieren. Obwohl ich glaube, daß Laufen Spaß macht, ist alles, was Sie in Bewegung bringt, gut für Sie.

Ich weiß, daß viele von Ihnen denken werden, daß ihr Zug bereits abgefahren ist und das Schicksal bereits einen Tag für sie vorgesehen hat. Vielleicht ist das so, aber warum sollte man die Reise nicht trotzdem genießen? Es ist die absolute Wahrheit, daß man sich einfach besser fühlt, wenn man Sport getrieben hat.

Bis nächste Woche viel Spaß – essen Sie Blumenkohl!

Die siebte Woche

**Es tut nur weh,
wenn ich schreie:**

> Verletzungen

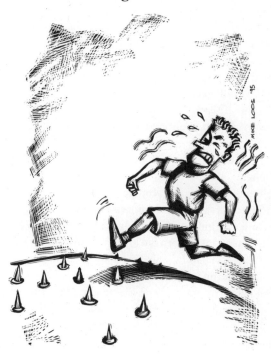

Diejenigen, die eine gemäßigte, realistische Form von Fitness anstreben, begrüße ich zur siebten Woche beinahe noch erträglicher Fitnessratschläge. Denjenigen, die gerade das Licht ausmachen, wünsche ich eine gute Nacht; schlafen Sie gut.

Bis jetzt sind Sie so weit gekommen, daß Sie sich langsam ein paar Meilen pro Woche voranschleppen, Ihre Pulsfrequenz hoch halten, ordentlich essen und sich an eine neue Lebensweise gewöhnen.

Diese Woche möchten wir Sie über Schmerzen und Verletzungen auf dem laufenden halten. Hierbei handelt es sich nicht um eine medizinische Beratung, sondern vielmehr wollen wir Ihnen während Ihres Trainings für den 5000-m-Lauf Ärger vom Hals halten.

Im Idealfall werden diese Informationen nutzlos sein, und Sie werden ohne Pannen fit werden. Realistischerweise werden Sie, wenn Sie vernünftig trainieren, ein paar kleinere Schmerzen erleiden und sich vielleicht einige Verletzungen zuziehen.

Eine allgemeine Regel in bezug auf Schmerzen besagt folgendes: Wenn es ein dumpfer Schmerz ist, wird er wahrscheinlich beim Laufen verschwinden. Wenn es ein stechender Schmerz ist, sollten Sie anhalten, und wenn der Schmerz nicht nachläßt, sollten Sie Ihren Arzt aufsuchen.

Beim Laufen geschehen alle möglichen Dinge im Inneren Ihres Körpers – von denen die meisten gut sind, aber einige auch schlecht. Über die guten Dinge werden wir in einigen Wochen sprechen, lassen Sie uns im Moment die weniger angenehmen betrachten.

Abgesehen von allgemeiner Erschöpfung, sind Seitenstiche die wahrscheinlichsten und verbreitetsten Beschwerden. Dabei handelt es sich um einen lästigen Schmerz, der seitlich des Magens auftritt. Seitenstiche sind im allgemeinen ein Ärgernis für Anfänger, und mit zunehmender aerober Gesundheit werden sie der Vergangenheit angehören. Ich habe seit etwa 20 Jahren keine Seitenstiche mehr.

In der Zwischenzeit können Sie, wenn es Sie trifft, die Schmerzen meist dadurch ausschalten, daß Sie Ihre Finger auf die schmerzende Stelle drücken; dies wird die Krämpfe verscheuchen und den Schmerz fast immer ausschalten.

Der zweithäufigste Schmerz ist eine Druckstelle an der Ferse. Wenn Sie aber unseren Rat aus dem ersten Kapitel befolgt und Laufschuhe von guter Qualität gekauft haben, können Sie dieses Ärgernis möglicherweise vermeiden. Wenn es Ihnen jedoch wie mir geht und Sie trotzdem Schmerzen in der Ferse haben, sollten Sie die Schuhmarke wechseln, bis Sie Schuhe gefunden haben, die das Problem lösen. Wenn das nicht hilft, sollten Sie Ihren Fußpfleger oder Orthopäden aufsuchen. Lassen Sie sich durch die Schmerzen nicht davon abhalten, in Form zu kommen.

Ein weiterer, verbreiteter Schmerz (der gewöhnlich auf Wassermangel, falschem Training oder falscher Ernährung beruht) wird durch Krämpfe verursacht. Sobald Sie besser in Form sind und lernen, vernünftig zu essen und zu trinken, ist es nicht wahrscheinlich, daß Krämpfe Sie quälen werden. Krämpfe werden durch einen Mangel an Wasser, Kalium, Kalzium, Salz und/oder Magnesium sowie durch unzureichende Dehnung vor dem Training verursacht. Sobald die Krämpfe einsetzen, sollten Sie daher den Muskel dehnen, bis die Schmerzen aufhören.

Einen Krampf im Spann können Sie beispielsweise dadurch beseitigen, daß Sie die Zehen nach oben biegen und so die Muskeln im Spann dehnen. Wenn die Wade betroffen ist, biegen Sie den gesamten Fuß nach oben und strecken so den Wadenmuskel. Dieser Tip rechtfertigt den Preis dieses Buches. Ich wünschte, jemand hätte mir vor ein paar Jahrzehnten von dieser einfachen Lösung erzählt – es hätte mir viele Unannehmlichkeiten – einschließlich nächtlicher Krämpfe – erspart.

Wenn Sie Schmerzen im Bein, Fußgelenk oder Fuß haben und nicht feststellen können, wo, sollten Sie herumdrücken, bis Sie einen wunden Punkt gefunden haben. Eis, später Wärme und Ruhe können ausreichen, um den Schmerz in einigen Tagen zu heilen. Wenn nicht, sollten Sie Ihren Arzt aufsuchen.

Eine häufige Knieverletzung beruht auf der Kompression von Patella (Kniescheibe) und Oberschenkelknochen (der Knochen hinter der Kniescheibe). Dieser Schmerz tritt auf, wenn die Kniescheibe gegen den Oberschenkelknochen drückt. Das Problem entsteht meistens durch übertriebene Beugung oder Muskelschwäche im Kniebereich. Ruhe und Kühlung sollten die Schmerzen vorübergehend lindern. Vorbeugende orthopädische Übungen können ein weiteres Aufflackern möglicherweise abschwächen. Versuchen Sie, Ihren Quadrizeps mit Krafttraining (Gewichte oder Maschinen) zu stärken, um die Schmerzen zu lindern.

Eine weitere Ursache von Knieschmerzen geht vom äußeren Seitenband aus, das Schmerzen an der Außenseite des Knies verursacht. Die Schmerzen beginnen langsam und treten auf, nachdem man eine gewisse Strecke gelaufen ist.

Die Hauptursachen sind übermäßiges inneres Rotieren des Knies und zu starke Beugung des Gelenks. Beides führt zu Reizungen und später zu Schmerzen. Die Behandlung umfaßt Ruhe, Kühlung, Ausschalten der zu starken Beugung und Dehnung des Bandes.

Nun noch eine letzte ernstgemeinte Anmerkung: Geben Sie Ihre aktive Lebensweise nicht auf, weil es gelegentlich weh tut. Ich habe Freunde, die aktive Läufer waren, sich aber aufgrund von Schmerzen und der Angst vor weiteren Verletzungen in Faulpelze verwandelt haben. Gehen Sie, wenn Sie nicht laufen können. Fahren Sie Fahrrad, wenn Sie nicht gehen können, und schwimmen Sie, wenn Sie nicht radfahren können.

Der mentale, körperliche und seelische Nutzen sportlicher Betätigung ist weitaus größer als die Verletzungsgefahr beim Laufen oder anderen sportlichen Aktivitäten. Halten Sie durch.

Schließlich sollten Sie nicht vergessen, daß ein gewisses Maß an Schmerzen und Beschwerden für einen aktiven Menschen unvermeidlich ist. Denken Sie nur daran, daß Sie Ihr Herz kräftigen, Ihre Knochen härten, Ihren Cholesterinspiegel und Ihre Pulsfrequenz senken und Ihr Leben verlängern. Und am allerwichtigsten ist, daß Sie Ihr Wohlbefinden und Ihr Selbstwertgefühl steigern, und das haben Sie verdient.

》《

Trotten und schleppen Sie sich weiter um den Sportplatz. Dies ist der Tiefpunkt Ihres Trainings, der Zeitpunkt, an dem Sie möglicherweise den Mut verlieren. Daher dient die nächste Woche der Motivation. Bis dann, weitermachen – essen Sie Kartoffeln!

Die achte Woche

**Solange Sie noch atmen,
können Sie ein Sportler sein:**
Motivation

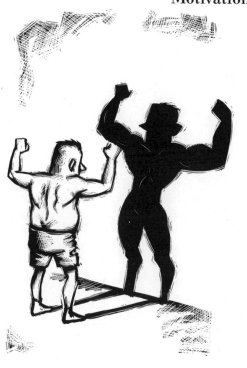

Sie haben sich jetzt schon sieben Wochen lang abgekämpft, und die Lage wird möglicherweise allmählich bitter. Sie sind noch immer in der schwierigsten Phase Ihres Trainings für den 5000-m-Lauf, und manchmal ist es entmutigend. Vielleicht ist es Zeit für ein bißchen Motivation.

Wir wollen zeigen, daß jeder Mensch 5 Kilometer laufen und so zumindest eine moderate Kondition erlangen kann.

Ich bin der lebende Beweis dafür, daß jeder Mensch, der noch atmet, einen Marathon laufen kann. Ich versichere Ihnen, solange der Spiegel noch beschlägt, können Sie mühelos mehrere Kilometer laufen, wenn Ihr Körper richtig vorbereitet ist.

Als ich 40 wurde, gefiel mir nicht, wie ich mich fühlte oder was ich im Spiegel sah. Ich hatte Übergewicht, rauchte stark, war häufig müde und trank wahrscheinlich mehr, als ich sollte. Meine Gelenke und mein Magen schmerzten, und, was am wichtigsten war, mein Kopf war auch nicht gut in Form.

Jemand erzählte mir, man könne seinem Leben durch Joggen eine andere Richtung geben, und ich dachte mir, ich könnte es wenigstens einige Monate lang versuchen. Die ersten paar Wochen waren schrecklich. Ich konnte keine 50 Meter joggen, ohne zu keuchen. Alles tat mir weh, und es dauerte Wochen, bis ich eine Runde um den Sportplatz schaffte.

Dann, nach etwa drei Monaten, hatte ich meinen ersten guten Lauf. Diese Wunderdroge des Gehirns, die man Endorphin nennt, setzte ein, und ich wurde zum erstenmal beim Laufen «high», ein Gefühl von Hochstimmung und Wohlbefinden, das stundenlang anhielt.

Jetzt, wo ich seit 18 Jahren regelmäßig laufe, habe ich noch immer Übergewicht, rauche und trinke zuviel (...nein, nein, nein – ich scherze nur). Ich habe immer noch etwas Übergewicht, aber ich esse eine Menge und hasse den Gedanken daran, wieviel ich ohne das Laufen wiegen würde.

Nach mehreren Fehlstarts und ein paar heimlichen Rückfällen habe ich aufgehört zu rauchen. Hoffe ich. (Es war und bleibt eine der schwierigsten Aufgaben, die ich je in Angriff genommen habe.)

Wenn Sie stark rauchen und bereits alles versucht haben, um aufzuhören, sollten Sie die Hoffnung dennoch nicht aufgeben. Einer der großen Vorteile auf dem Weg zu partieller Fitness besteht darin, daß er schließlich zu einem rauchfreien Leben führt. In der Tat werden Sie wahrscheinlich zu einem dieser wiedergeborenen Nichtraucher werden, die diese blöden «Danke-daß-Sie-hier-nicht-rauchen»-Schilder aufstellen. Fragen Sie mich nicht, warum dies passiert, es passiert einfach. Wahrscheinlich gibt es hierfür irgendeine physiologische oder zumindest eine psychologische Erklärung. Egal, bis zu den 5 Kilometern werden Sie gesunde, rosige Lungen haben.

Dadurch, daß ich meinen Fett- und Alkoholkonsum reduziert habe, ist mein Medizinschrank derzeit wirklich praktisch leer. Ich verursache keine Kosten für medizinische Versorgung – obwohl ich Versicherungsprämien und Steuern für die Leute zahle, die nicht fit sind.

In den letzten zehn Jahren oder sogar noch länger habe ich mich geistig und körperlich gut gefühlt. Ich meine, richtig gut. Nichts tut mir weh. Ich freue mich auf jeden Tag, insbesondere, wenn ich Zeit habe, um unsere Labradorhündin an die Leine zu nehmen und sie zum Laufen mitzunehmen. Letztes Jahr bin ich 18 km gelaufen, wobei ich an einigen Bergen gegangen bin und jede einzelne Minute genossen habe. An meinem fünfzigsten Geburtstag habe ich meinen ersten Marathon gelaufen – langsam zwar, aber ich bin die ganze Strecke gelaufen.

Wie jeder andere hatte auch ich persönliche und berufliche Rückschläge und Probleme zu erleiden, aber auch während der bedrückenden Zeiten habe ich mich immer körperlich und geistig auf Draht gefühlt. Ich habe Traurigkeit und Angst gespürt, sogar Leid, aber ich habe nie den Mut verloren oder aufgegeben. Ich glaube nicht, daß ich die schwierigen Zeiten hätte bewältigen können, ohne körperlich fit zu sein.

Ich bin fest davon überzeugt, daß ein direkter Zusammenhang zwischen Selbstachtung und Gesundheit besteht. Ohne das Letztere ist ersteres schwieriger. Wenn Sie fit sind, haben Sie das Gefühl, daß nichts unmöglich ist. Vielleicht ist es nicht möglich, aber Sie haben zumindest das Gefühl, daß es möglich wäre.

Ich fühle mich so gut und möchte, daß jeder dieses Wohlgefühl erlebt. Daher dieses Buch. Glauben Sie mir, wenn ich es geschafft habe, schaffen Sie es auch, ganz gleich, wie alt und wie gut in Form Sie sind.

Geben Sie nicht auf. In neun Wochen werden Sie 5 Kilometer laufen und zum erstenmal Fitness kosten. Köstlich!

» «

Bis nächste Woche, wenn wir Sie von der Bahn des Sportplatzes herunter und ins Gelände führen werden, viel Spaß!

Die neunte Woche

Wir verlassen die Bahn:
Querfeldeinläufe

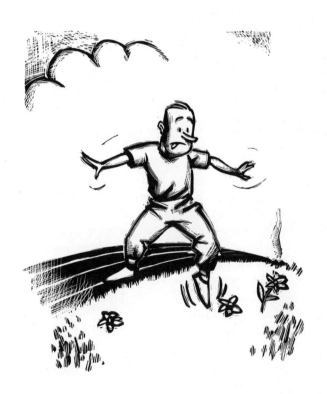

Sie treue(r) Läufer sind langsam um den Schulsportplatz gelaufen, Ihrem Ziel gemäßigter Fitness entgegen. Inzwischen sollten Sie den noch nicht ganz erhebenden Status eines «fortgeschrittenen Anfängers» erreicht haben. Es ist an der Zeit, daß wir uns auf die Wege und Straßen, in die weiten, offenen Räume, auf gepflasterte und ungepflasterte Pisten hinauswagen.

Zunächst müssen Sie diese erst einmal finden. Die beste Informationsquelle, wo die besten Strecken sind, sind die örtlichen Laufvereine. Fragen Sie in einem auf Laufen spezialisierten Sportgeschäft, ob es in Ihrer Gegend einen Verein gibt. Mit diesen Vereinen verhält es sich ähnlich wie mit den Anonymen Alkoholikern – bis man sie braucht, weiß man nicht, daß es sie gibt.

Es muß Ihnen nicht unangenehm sein, sich an einen Verein zu wenden, nur weil Sie alt sind, Übergewicht haben, rauchen und in einer schlechten Verfassung sind. In dem Verein wird es andere geben, die in dem gleichen Zustand sind. Sie und diese Menschen werden neue Mitglieder genannt. Läufer sind, wie ich festgestellt habe, ein komischer Menschenschlag: Sie sind tolerant, besonders gegenüber Anfängern. Sie werden Ihnen die Strecken gerne in allen Einzelheiten ausarbeiten und Ihnen in vielen guten Gegenden sowohl Wege als auch Straßen zum Laufen empfehlen.

Wenn Sie keinen Laufverein finden können, sollten Sie sich nach Läufern oder ernsthaften Gehern in Ihrer Gegend umsehen und diese bitten, Ihnen einige Strecken zum Laufen zu empfehlen.

Sie erschließen sich im wahrsten Sinne des Wortes neue

Horizonte. Laufen ist nach Gehen der zweitbeste Weg, um eine neue Stadt oder Umgebung kennenzulernen. Und wenn Sie laufen, können Sie einen viel größeren Bereich abdecken. Merken Sie sich bitte: Es ist legal und völlig in Ordnung, beim Laufen anzuhalten, einfach zu dem Zweck, daß man sich etwas ansehen möchte: eine neue Wildblume oder eine schöne Schaufensterauslage. An meinem ersten Abend in einer fremden Stadt laufe ich etwa eine Stunde in der Innenstadt und habe dann einen Überblick über die meisten wichtigen Sehenswürdigkeiten und Wahrzeichen.

Sobald Sie Strecken aufgespürt haben, sollten Sie diese ausprobieren. Wahrscheinlich werden Sie Hindernissen wie Wurzeln und Steinen begegnen, und es ist in Ordnung, wenn Sie Ihre Geschwindigkeit auf Gehtempo reduzieren und sich einen Weg um die Hindernisse herum suchen. Das gleiche gilt für Berge: Zwingen Sie sich nicht, einen Berg hinaufzulaufen, wenn Ihnen dies schwerfällt. Gehen Sie, und wenn Sie flott gehen, können Sie Ihre Pulsfrequenz sogar hoch und wahrscheinlich das aerobe Training aufrechterhalten.

Es ist eine Versuchung, einen Berg schnell hinabzulaufen. Widerstehen Sie, denn für Anfänger ist das eine gute Methode, sich zu verletzen. Behalten Sie Ihr normales, langsames, gleichmäßiges Tempo bei.

Wenn Sie gerne Musik hören und alleine laufen, ist das Laufen im Gelände prima für Kopfhörer geeignet. Sie können gerne so viele Sinne wie möglich beteiligen, und wenn Sie Ihren Verstand einsetzen möchten: auf Band gesprochene Bücher sind zunehmend beliebter geworden.

»«

Nachdem wir den Sportplatz verlassen und uns für das Gelände qualifiziert haben, ist es an der Zeit, neue Wege zu beschreiten. Nächste Woche werde ich Ihnen das Straßenlaufen vorstellen – zusammen mit dem unverzichtbaren Partner der Straße: Sicherheit.

Bis dann, weiter viel Spaß – und halten Sie an, um an den Rosen zu riechen!

Die zehnte Woche

Wie man vermeidet, ein Straßenrowdy zu werden: Sicherheit

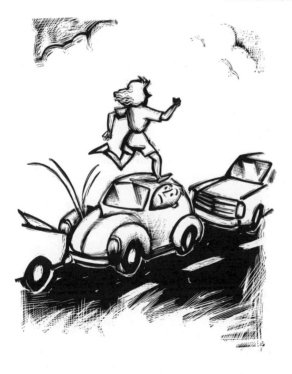

Es ist an der Zeit für weitere oberflächliche Fitness- und Trainingsratschläge. Oberflächlich gewiß, aber auch unwiderlegbar genau und unbestreitbar wertvoll.

Letzte Woche habe ich Sie mit dem Laufen im Gelände bekannt gemacht. Diese Woche wollen wir über Straßen sprechen. Zunächst müssen Sie jedoch etwas über Sicherheit erfahren.

Entgegen einer verbreiteten Meinung sind gepflasterte Straßen nicht nur allein für den Fahrzeugverkehr reserviert. Läufer, Radfahrer, Rollschuhläufer usw., alle Steuerzahler haben das Recht, die Straße zu nutzen, solange sie die Verkehrsregeln beachten und den Verkehr nicht behindern.

Sie wissen das, und ich weiß es auch. Unglücklicherweise wissen die Autos das nicht. Die meisten Autos betrachten Läufer als Unbefugte. Sie müssen sich daher schützen und davon ausgehen, daß der sich nähernde Wagen es auf Sie abgesehen hat.

Es gibt zwei gute Gründe, Autos nicht in die Quere zu kommen: einfache Höflichkeit und das Bedürfnis, am Leben zu bleiben.

Daher gibt es Regeln:

1. Wenn Sie die Straße mit Fahrzeugen teilen, sollten Sie auf der linken Seite, dem Verkehr entgegen, laufen. Wenn möglich, sollten Sie Augenkontakt zum Fahrer herstellen. Das gibt Ihnen den Bruchteil einer Sekunde, um zu reagieren.

2. Wenn es neben der Straße einen Radweg oder einen anderen Weg gibt, sollten Sie diesen nutzen. Laufen Sie niemals auf der Fahrbahn, wenn Sie nicht müssen.

3. Tragen Sie nie dunkle oder neutrale Kleidung, auch dann nicht, wenn Sie im hellen Sonnenschein laufen; tragen Sie immer ein Hauptkleidungsstück in Weiß oder Gelb. Wir möchten, daß die Autofahrer Sie sehen.

4. Tragen Sie im Straßenverkehr niemals Kopfhörer: Sie brauchen alle Ihre Sinne.

5. Wenn Sie mit Freunden laufen, sollten Sie hinter- und nicht nebeneinander laufen. (Ich habe zwei Mütter gesehen, die mit Joggingkarren Seite an Seite auf einer zweispurigen Straße liefen. Hilfe!)

6. Laufen Sie niemals auf einer Hochgeschwindigkeitsstraße. Man hat bei höheren Geschwindigkeiten einfach nicht die Zeit, auf einen unaufmerksamen (oder feindlich gesinnten!) Fahrer zu reagieren.

7. Wenn Sie im Innenstadtbereich laufen, sollten Sie auf den Bürgersteigen bleiben, selbst wenn diese voller Menschen sind. Genaugenommen sollten Sie aus Gründen der Sicherheit wenn möglich auch in Wohn- oder ländlichen Gebieten auf dem Bürgersteig laufen.

8. Es kann Spaß machen, nachts zu laufen, wenn Vollmond ist oder der Straßenbelag keine Hindernisse aufweist – nehmen Sie jedoch eine Taschenlampe mit, und geben Sie entgegenkommenden Autofahrern ein Signal.

Am besten ist es, wenn Sie eine reflektierende Weste oder reflektierende Bänder tragen.

9. Wenn Sie in einer Gegend laufen, in der es viele Hunde gibt, sollten Sie einen Tennisschläger oder wenigstens einen Knüppel bei sich haben.

10. Bedauerlicherweise brauchen Frauen spezielle Regeln. Die Wahrscheinlichkeit, angegriffen zu werden, ist gering, aber dennoch sollten Sie einige Vorsichtsmaßnahmen ergreifen:

Laufen Sie bei Nacht nirgends alleine. Laufen Sie zu keiner Tages- oder Nachtzeit auf abgelegenen Wegen.

Laufen Sie nicht regelmäßig dieselbe Strecke; seien Sie unberechenbar.

Setzen Sie eine «Mach-mich-nicht-an!»-Haltung auf. Vermitteln Sie den Eindruck, Sie seien wachsam und beherrschten die Situation, und Ihr offensichtlicher Mangel an Verwundbarkeit sollte einen Angreifer abschrecken.

Wenn Sie von jemandem angegriffen werden, sollten Sie auf seinen Schritt zielen. Setzen Sie Ihr Bein ein, treten Sie hart zu, und schreien Sie sich die Lunge aus dem Hals. Setzen Sie Ihre Stimme ein, und schreien Sie, um andere darauf aufmerksam zu machen, daß Sie Hilfe benötigen.

Schließlich sollten Sie Ihren gesunden Menschenverstand benutzen. Kaum jemand wird verletzt, wenn er auf der Straße läuft, und die Vorteile sind enorm. Erkennen Sie jedoch an, daß es Risiken gibt, und ergreifen Sie die zu Ihrem Schutz notwendigen Maßnahmen.

So, wo wollen wir nun hin? Fast jede Straße in einem Wohngebiet ist schön zum Laufen, weil man die Gärten, Häuser und Menschen ansehen kann. In diesem Stadium Ihres Trainings sollten Sie eine ebene Straße in Ihrer Nachbarschaft oder eine ebene Landstraße wählen. Einkaufsstraßen und -zentren sind interessant, solange Sie vernünftig genug sind. Und denken Sie daran, daß ich Sie zu Besichtigungen ermutige.

» «

Ich glaube, Sie sind jetzt soweit, daß Sie eine Verpflichtung eingehen können. Fordern Sie das Anmeldeformular für den in sieben Wochen stattfindenden 5000-m-Lauf an. Füllen Sie das Formular aus, und überweisen Sie Ihre Teilnahmegebühr.

Nächste Woche müssen wir Gewichtsveränderungen durch Laufen diskutieren. Bis dann, weiterlaufen! Alle Wege führen zu einem gesunden Leben, wenn man zu Fuß reist.

Die elfte Woche

Die endgültige Wahrheit zum Thema Abnehmen – Erbsen zählen:
Ernährung

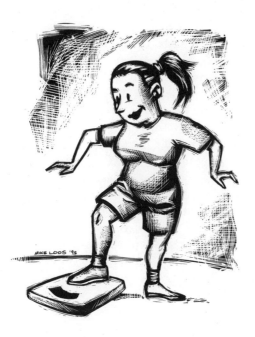

Wie in der letzten Woche versprochen, wollen wir über Gewichtskontrolle diskutieren. Es ist schwer, fit zu werden, wenn man das Gewicht einiger Fünfpfundpakete Mehl mit sich herumschleppt. Und zusätzliches Gewicht bedeutet beim Laufen zusätzlichen Druck auf Knie und Gelenke.

In bezug auf Gewichtskontrolle bin ich die bedeutendste Autorität der Welt. Ich habe Tausende von Pfunden zugelegt und verloren und dabei jede vorstellbare Diät eingesetzt – Fasten, Grapefruit, Chemikalien, Maschinen, Diätprogramme usw. Schließlich habe ich das Geheimnis der Gewichtskontrolle entdeckt, hören Sie also genau zu! Ich werde Ihnen Hunderte von Mark ersparen, weil ich die ganze Forschung für Sie betrieben habe. Hier ist das Geheimnis:

Die einzige Methode, um abzunehmen, besteht darin, mehr Nahrung zu verbrennen, als man zu sich nimmt, weniger zu essen, als der Körper umsetzt. Diese Tatsache läßt sich durch nichts ersetzen. Keine Diät, keine Chemikalien, Maschinen oder Programme werden funktionieren, solange Sie nicht die Zahl der Kalorien, die Sie zu sich nehmen, reduzieren. Wenn Sie jeden Tag 100 Äpfel essen würden, würden Sie auch zunehmen.

Aber verzweifeln Sie nicht. Sie können abnehmen, ohne allzusehr zu leiden, zu sehr zu hungern: reduzieren Sie lediglich die Größe der Portionen. Mit anderen Worten, Sie sollten drei gute, gehaltvolle Mahlzeiten pro Tag essen, die nur ein wenig kleiner sind als sonst. Essen Sie zum Kaffee statt fünf nur zwei Kekse. Trinken Sie statt zwei Gläsern eineinhalb Gläser Wein. Nehmen Sie fettfreies Dressing zum Salat.

Es ist wichtig, daß Sie Ihren Stoffwechsel nicht durcheinanderbringen, indem Sie zuwenig oder nicht häufig genug essen. (Mischen Sie sich nicht in die Angelegenheiten von Mutter Natur ein!). Lassen Sie keine Mahlzeiten aus. Ihr Körper gerät dann nur in Panik und lagert Fett ein, für den Fall, daß Sie das noch einmal machen. Essen Sie gute, handfeste Mahlzeiten, die viele Kohlenhydrate, wenig Öl und eine Menge Gemüse und Salat enthalten.

Meiner Theorie nach hat Gott oder irgend jemand jedem sein natürliches Gewicht zugeteilt. Wenn das Ihnen zugeteilte Gewicht gut ist und Sie schlemmen können, ohne zuzunehmen, haben Sie Glück. Wenn es Ihnen aber wie mir und den meisten Menschen geht, ist Ihr natürliches Gewicht zu hoch, und Sie müssen sich anstrengen, um nicht zuzunehmen.

Angenommen, Sie haben ungefähr 20 Pfund Übergewicht. Wahrscheinlich nehmen Sie dann ungefähr 2500 Kalorien pro Tag zu sich, um dieses Gewicht zu halten. (Es sei denn, Sie sind klein, dann sind es weniger.) Um abzunehmen, dürfen Sie nicht mehr als 2000 Kalorien pro Tag essen.

Kaufen Sie sich also ein Buch mit einer Kalorientabelle und eine kleine Waage. Finden Sie heraus, wieviel Kalorien Sie an einem normalen Tag zu sich nehmen, und kürzen Sie diese Menge um 15 bis 20 Prozent. Sie sollten nicht zu schnell zu viel abnehmen, weil das Ihren Stoffwechsel durcheinanderbringt. Wenn Sie zuviel tun, wird Ihr Körper Angst bekommen, daß er verhungert. Alle verantwortungsbewußten Autoritäten der Ernährungswissenschaft sind sich darüber einig, daß ein oder zwei Pfund eine Menge sind. Und Sie benötigen Nährstoffe; beziehen Sie Ihre Kalorien also nicht überwiegend aus Kartoffelchips und Bier.

WICHTIG! Um abzunehmen, müssen Sie unbedingt abmessen, wiegen und die Kalorien aufschreiben. Man vergißt diesen Ritz-Cracker, den man am Schreibtisch eines Freundes gegessen hat, einfach zu leicht.

Als ich in meiner Zeitungskolumne erwähnt habe, daß ich Whiskey und Wein in eine Diät aufgenommen hatte, löste das schockierte Reaktionen aus. Ich versichere Ihnen, daß dies mit Absicht geschah. Ich möchte, daß meine Leser wissen, daß in Maßen alles erlaubt ist, solange Sie sich ordentlich ernähren. Entscheidend ist die Gesamtzahl der Kalorien, die Sie zu sich nehmen. Der größte Teil der Bevölkerung trinkt Alkohol; sie alle können fit werden und abnehmen, ohne dies aufzugeben. Darüber hinaus bestätigen wichtige Forschungsergebnisse, daß Alkohol in Maßen (ein oder zwei Gläser Wein am Tag), insbesondere Rotwein, der Gesundheit zuträglich ist. Dieses Buch ist, wie Sie sehen, kein Entzugsprogramm.

Wenn ich meine Kalorienmenge leicht reduziert habe, habe ich mich selten hungrig oder unwohl gefühlt, und ich hatte zwei oder auch drei Rückfälle, wenn wir ausgingen oder auf Reisen waren. Aber da mein Körper bei einer Größe von 1,83 m ungefähr 2200 Kalorien am Tag benötigt, um sein Gewicht zu halten, fielen die Pfunde langsam von mir ab, wenn ich meine Kalorienaufnahme auf ungefähr 1800 reduzierte.

» «

Nächste Woche werden wir über den Einfluß sportlicher Betätigung auf das Abnehmen diskutieren. Bis dann, weiterlaufen! Denken Sie daran, daß leichte Kost Ihnen einen leichten Schritt verleiht.

Die zwölfte Woche

Acht Schokoladenkekse, macht nichts:
Stoffwechsel

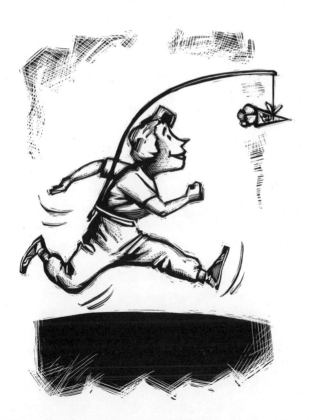

Wie geht es Ihnen? Wenn Sie mit uns zusammen angefangen haben, trainieren Sie jetzt seit ungefähr drei Monaten. Hatten Sie schon einen angenehmen Lauf? Möglich, aber nicht wahrscheinlich. Ich rufe Ihnen noch einmal ins Gedächtnis zurück, daß es, als ich anfing zu laufen, über drei Monate dauerte, bis ich Vergnügen am Laufen fand, und das auch nur für ein paar Kilometer.

Schauen wir uns noch einmal an, wo Sie sich in dieser Phase des Trainings für die 5 Kilometer befinden sollten.

Sie sollten in qualitativ guten Sportschuhen entweder auf der Bahn eines Sportplatzes, im Gelände oder auf der Straße dreimal pro Woche 20 Minuten ununterbrochen laufen und dabei eine erhöhte Pulsfrequenz von 130 bis 150 Schlägen pro Minute erreichen. (Denken Sie daran, um Ihre Trainingspulsfrequenz zu ermitteln, ziehen Sie Ihr Alter von 220 ab und nehmen dann 70 Prozent dieses Wertes.)

Wenn Sie mehr machen, so ist das gut für Ihr Rennen, fördert das Abnehmen und kräftigt die Muskeln, aber Sie bekommen auch mit einem Minimum an Training ein gesundes Herz: 20 Minuten, dreimal pro Woche.

Wenn Sie Gehen trainieren, sollten Sie dreimal pro Woche jeweils mindestens 45 Minuten ein flottes Tempo (15 Minuten pro Meile) schaffen.

Hoffentlich haben Sie Ihren Fettkonsum auf weniger als 30 Prozent der Gesamtmenge an Kalorien, die Sie zu sich nehmen, reduziert und vermeiden gesättigte Fette (tierische und Milchprodukte) soweit wie möglich. Und Sie machen sich die zahlreichen fettarmen und insbesondere fettfreien Produkte, die angeboten werden, zunutze.

Ihr Konsum an komplexen Kohlenhydraten – Kartoffeln, Nudeln, Brot – sollte gestiegen sein, um die geringere Aufnahme roten Fleisches wettzumachen. Wenn Sie all dies gemacht haben, fühlen Sie sich wahrscheinlich schon viel besser.

Sie sollten sich nicht verletzt haben, da Ihr Training noch so elementar ist und Sie vermutlich gelernt haben, mit ein paar kleinen Beschwerden und Schmerzen zu leben.

Diese Woche wollen wir unsere Diskussion über Gewichtskontrolle und sportliche Betätigung fortsetzen. Vielleicht ist «Gewicht» nicht der richtige Ausdruck; «Kleidergröße» könnte passender sein. Auch wenn Sie nicht bewußt eine Diät machen, wird das Laufen Ihren Taillen-, Hüft-, Oberschenkelumfang usw. verändern. Die Pfunde werden sich bewegen, auch wenn Ihr Gewicht sich nicht verändert.

Durch den Gebrauch werden die Muskeln größer, dichter – und schwerer. Wenn Sie gut trainieren und nicht abnehmen, so liegt dies höchstwahrscheinlich daran, daß das Fett in der Hüft- und Taillengegend jetzt zu einem schweren Muskel in Ihren Beinen geworden ist.

Wenn Sie jedoch abnehmen wollen, so ist sportliche Betätigung eine phantastische Methode, um die Reduzierung des Kalorienverbrauchs zu unterstützen. Beim Fernsehen verbrennen Sie etwa 70 Kalorien pro Stunde. Bei jeder Meile, die Sie laufen (oder gehen oder sprinten), verbrennen Sie 100 Kalorien. Wenn Sie also drei Meilen in 30 Minuten laufen, werden Sie ungefähr 300 Kalorien in einer halben Stunde verbrauchen. Oder 600 Kalorien, wenn Sie eine Stunde lang laufen – 520 mehr als beim Fernsehen. Das sind acht Schokoladenkekse. Und Sie überziehen Ihr Konto nicht einmal!

Nun kommt das Beste: In unseren Körper ist ein kleiner

Hochofen eingebaut, der Stoffwechsel heißt. Er verbrennt diese Kalorien, die, im Übermaß genossen, soviel Unheil (und Leid) verursachen. Sportliche Betätigung schürt das Feuer, so daß es noch lange weiterbrennt, wenn Sie Ihr Training beendet haben! Noch ein Wunder! Ich glaube, das ist die Belohnung der Natur dafür, daß Sie ein so engagierter Mensch sind.

Wenn Sie sportliche Betätigung mit einer Diät verbinden, können Sie mehr essen und trotzdem abnehmen, weil Sie die Nahrungsmittel schneller als sonst verbrennen. Wenn Sie also einen Ansporn brauchen, um noch eine Meile zu schaffen, sollten Sie sich die Meile als 10 bis 15 Pistazien oder ein kaltes Bier vorstellen.

In dem Kapitel der letzten Woche erwähnte ich, daß ich während einer Diät an einem typischen Tag ungefähr 1900 Kalorien zu mir nehme. Wenn ich einen Lauf über 6 Kilometer einwerfe, erhält mein Körper nur ungefähr 1500 Kalorien, und das ist viel weniger, als er verbraucht. Endergebnis: Gewichtsverlust ... Die Kleider passen allmählich wieder ... Die Riesenportionen im Steakhaus um die Ecke wurden hübsch wieder eingespart.

Erinnern Sie sich noch, wie ich Sie vor sechs Wochen gebeten habe, sich Ihre Cholesterinwerte und Lebenszeichen geben zu lassen? Gut, Sie haben das aufgeschoben. Aber es ist noch nicht zu spät. Der Anteil an schlechtem Cholesterin, Ihr Blutdruck und Ihre Pulsfrequenz sinken – und der Anteil an gutem Cholesterin steigt. All das ist gut für Ihr Ego, Ihre gute Laune und ein langes Leben.

»«

Nächste Woche wenden wir uns einem Thema zu, das so abstoßend und geschmacklos ist, daß ich Ihnen nichts davon verraten werde. Wenn ich das täte, würden Sie niemals weiterlesen. Ihr ganzes Fitnesstraining wäre umsonst gewesen. Vertrauen Sie mir, kommen Sie nächste Woche zurück. Bis dann, viel Spaß weiterhin – und essen Sie Salat!

Die dreizehnte Woche

**15 Tonnen
und was Sie damit erreichen:**
Krafttraining

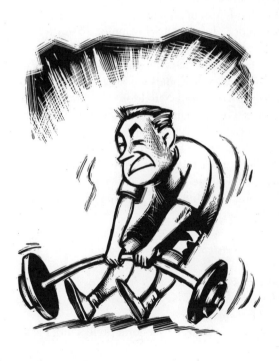

Ein Buch über Fitness, oder auch nur Semi-Fitness, wäre ohne eine Diskussion über Krafttraining nicht vollständig. Krafttraining ist eine schönfärberische Umschreibung für Gewichtheben.

Stop! Laufen Sie nicht weg! Ich weiß, daß Sie nicht das geringste Interesse daran haben, Hanteln zu stemmen, aber bleiben Sie wenigstens noch ein paar Absätze lang bei mir. Sie werden froh darüber sein.

Mein Spiegelbild brachte mich im Alter von 40 Jahren dazu, mit dem Laufen zu beginnen und wenigstens partielle Fitness anzustreben. In einem Schwimmbad kam ich zum Krafttraining.

Vor einigen Jahren ging ich zum erstenmal seit 20 Jahren schwimmen und stellte fest, daß ich keine Bahn schaffte, ohne daß meine Arme und Schultern ermüdeten. Daher dachte ich, ich sollte versuchen, Gewichte herumzuschleppen, und mal abwarten, was passiert.

Ein Fachmann zeigte mir in einem Fitnesscenter, wie man die Geräte bedient, und ich bin hier, um Ihnen zu sagen, daß es nicht so arg ist, wie Sie sich das vielleicht vorstellen mögen. Genaugenommen hat das Training mit Gewichten einige positive Aspekte:

1. *Schlägertypen werden Sie nicht mehr anmachen.*

2. *Wenn Sie über 40 sind, verschafft Ihnen das Krafttraining die Möglichkeit, sich im Spiegel noch etwas anderes anzusehen als Ihre Leberflecken.*

   Erst seit ein paar Jahren fallen mir Stellen auf, die früher mal flach waren, und flache Stellen, die früher geschwollen waren. Vermutlich glauben alle, ich würde Anabolika nehmen. An der Rückseite meiner Oberarme habe ich einen hübschen neuen Muskel entdeckt, der ungefähr die Form eines Banananen-Rohlings hat, und ich stehe vor dem Spiegel und verdrehe meine Arme, um ihn zu prüfen. (Ich bin mir sicher, daß es ohne die Erfindung des Spiegels keine Bodybuildingindustrie gäbe.)

3. *Ob Sie es nun glauben oder nicht, es ist ein wirklich gutes Gefühl, an diesen Maschinen zu trainieren.*
Ich weiß, was Sie sagen werden: Burleigh hat das Spiel verloren. Aber Sie sollten es irgendwann einmal versuchen. Wenn Sie keine körperliche Arbeit leisten, um Ihren Lebensunterhalt zu verdienen, können Sie aus der Anstrengung beim Krafttraining eine sinnliche Freude ziehen.

Ich mache mir nichts aus freien Gewichten – Hanteln –, aber die Geräte in den Fitnesscentern sind dafür entwickelt worden, bestimmte Muskeln zu bearbeiten, und man kann genau steuern, wieviel Anstrengung man in welcher Art und Weise aufbringen möchte. Mein Trainer wies mich an, dreimal pro Woche zweimal 15 Wiederholungen an jedem Gerät zu machen. Das Ziel besteht darin, das Gewicht so hoch zu setzen, daß ein Muskel erschöpft ist, wenn man bei 15 ist, und die Arme und Schultern sich schließlich schön schwer und entspannt anfühlen.

Der Trainer sagte mir, daß ich mich mit der Zeit steigern und schwerere Gewichte nehmen würde, aber so ist es nicht gekommen. Ich bewege noch immer dieselben Gewichte wie vor zwei Jahren. Ich vermute, mein Körper verfällt mit dem gleichen Tempo, mit dem ich ihn aufbaue.

4. Es kostet nicht viel Zeit.

Die Experten behaupten, daß man seinen Muskeln gestatten muß, sich nach einem Training einen Tag lang zu erholen, und empfehlen, insgesamt nicht mehr als drei Trainingsintervalle pro Woche zu machen. Die meisten Menschen schaffen alle nötigen Wiederholungen an allen notwendigen Geräten in weniger als 45 Minuten. Ich trainiere nur etwa 25 Minuten, ohne Hetze, und das scheint meine kleinen Schwellungen zu erhalten – Muskelschwellungen.

Das Krafttraining hat einen Nachteil: Der Mitgliedsbeitrag für ein Fitnesscenter kann sich für einen einzelnen Erwachsenen auf 70–100 Mark im Monat belaufen. Sie können sich für einige hundert Mark freie Gewichte (pfui Teufel!) kaufen oder einen Heimtrainer für 2000 DM oder mehr erwerben. Ich schätze, das ist billiger als Tennis, Golf, Skifahren und Polo, aber es ist sehr viel teurer als Laufen.

Nun, es ist an der Zeit, meinen Körper zu ölen und mich vor den Spiegel zu stellen.

(Die Ratschläge in diesem Kapitel wurden von niemandem gebilligt, der auch nur im entferntesten etwas mit Krafttraining zu tun hat.)

» «

Nächste Woche werden wir, unter anderem, das immer wieder spannende und anregende Thema Flüssigkeitsaufnahme und sportliche Betätigung diskutieren.

Bis dann. Und essen Sie Pfirsiche!

Die vierzehnte Woche

Erst wenn Sie ertrinken, haben Sie zuviel Wasser getrunken:
Flüssigkeitsbedarf

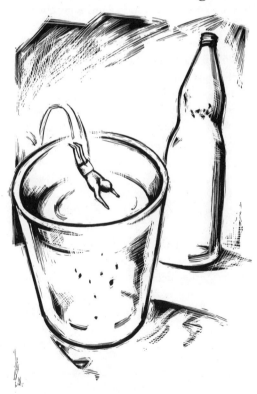

Auf nun zum Thema der Woche: Flüssigkeitsbedarf und sportliche Betätigung. Ungefähr alles, was Sie über Wasser und Langstreckenlauf wissen müssen, ist, daß Sie am Tag und in der Nacht vor dem Rennen sowie während der Veranstaltung Wasser trinken müssen, und zwar bis zu dem Punkt, wo es Ihnen zu den Ohren herauskommt.

Nun, das ist vielleicht leicht übertrieben, aber wir können nicht genug betonen, wie wichtig Wasser ist, wenn man Sport treibt. Alle möglichen schlechten Dinge geschehen, wenn Sie austrocknen.

Ich weiß, wovon ich spreche. Eine der schlimmsten Erfahrungen meines Lebens habe ich während eines Trainingslaufs für meinen ersten Marathon gemacht. Ich glaube, es waren 42 km, denn mir schwanden, zusammen mit dem Rest meines Körpers, die Sinne. Ich konnte das Auto kaum wiederfinden, meine Frau mußte mich nach Hause fahren, und ich hatte mehrere Stunden lang Krämpfe. All dies war unnötig. Alles nur, weil ich nicht genug Wasser getrunken hatte.

Wenn Ihr Urin vor einem langen Rennen gefärbt ist, haben Sie Probleme. Der Urin sollte klar sein, und Sie benötigen vor dem Rennen noch viel mehr Wasser. Die einzige Methode, zuviel Wasser zu trinken, besteht darin, zu ertrinken.

Wie Sie wissen, wird Ihnen beim Sport heiß, und um sich abzukühlen, bringt die Natur Sie zum Schwitzen. Sie müssen jedoch dafür sorgen, daß 60 Prozent Ihres Gesamtkörpergewichts (70 Prozent der Muskeln) weiterhin aus Wasser bestehen. Wenn Sie durch Schwitzen zuviel Wasser verlieren

(Dehydration), sind Sie körperlich nicht leistungsfähig und riskieren, Ihre Nieren zu beschädigen.

Verbreitete Symptome sind Frieren, feuchtkalte Haut, pochender Herzschlag und Übelkeit. In einem späteren und bedenklicheren Stadium treten Halluzinationen, Taubheit, Sehstörungen und eine geschwollene Zunge auf. Haben wir Ihre Aufmerksamkeit erregt?

Sie wissen, was passiert, wenn man in der Sahara spazierengeht, nur einmal falsch abbiegt und schließlich von Hunderten von Kilometern Sand umgeben ist. Wir alle haben dies schon einmal erlebt, und einem wird dadurch klar, daß Wasser für uns wichtiger ist als Essen – zumindest im Hinblick auf Lebenserhaltung. Ohne jegliche Nahrung kann man es einige Wochen lang aushalten, aber ohne Wasser hauchen Sie Ihr Leben in wenigen Tagen aus.

Wußten Sie, daß eine verminderte Wasseraufnahme zu erhöhter Fetteinlagerung führt, wohingegen ein höherer Wasserkonsum die Fetteinlagerung tatsächlich verringern kann? Hier ist die Begründung: Eine der vorrangigen Aufgaben der Leber besteht darin, das eingelagerte Fett in für den Körper nutzbare Energie umzuwandeln. Wenn Sie nicht genügend Wasser trinken, funktionieren Ihre Nieren nicht ordentlich. Wenn die Nieren nicht ordentlich funktionieren, wird ein Teil ihrer Aufgaben der Leber untergejubelt – und diese so von ihrer Hauptaufgabe, der Fettverbrennung, abgelenkt.

Wenn Sie die Aufmerksamkeit der Leber auf andere Aufgaben lenken, wandelt sie weniger Fett um. So bleibt mehr Fett im Körper eingelagert, und man nimmt nicht weiter ab.

Daraus folgt, daß Ihre Nieren normal funktionieren, wenn Sie genügend Wasser trinken. Eine Leber, die nicht zu Hilfe gerufen wird, um einem seiner Organkollegen zu helfen, kann sich ihrer eigentlichen Funktion widmen, nämlich der Umwandlung der Mayonnaise- und Buttersoße, die Sie letzte Woche gegessen haben.

Es ist erstaunlich, wie viele tolle Dinge geschehen, nachdem man ein Glas Wasser getrunken hat. Ich versuche daran zu denken, mehrmals täglich zu jeder Tasse Kaffee ein Glas Wasser zu trinken. Ich bemühe mich sehr. Wasser hilft Ihnen, Ihre Frühstücks-Haferflocken schnell zu verdauen, und trägt die gelösten Nährstoffe zu jeder einzelnen Körperzelle. Es ist wie ein U-Bahn-System, wenn auch ein kleines. Ein Wunder!

Wasser ist ein Thermostat, nur daß es Ihre Körpertemperatur bei 37 °C statt der draußen herrschenden 21 °C hält. Schweiß, wissen Sie!

Erinnern Sie noch, wie der Blech-Holzfäller in dem Buch «*Der Zauberer von Oz*» einrostete und einfror? Genau das würde geschehen, wenn Sie kein Wasser hätten, um Ihre Gelenke zu ölen.

Es gibt keine strengen Regeln, wieviel Wasser man braucht. Manche Ärzte sagen, achtmal täglich einen Viertel Liter. Leroy Perry, dem Präsidenten des Internationalen Instituts für Sportmedizin in Los Angeles, zufolge sollte ein durchschnittlicher, inaktiver Erwachsener etwa 15 ml pro Pfund Körpergewicht pro Tag trinken. Das ist eine Menge Wasser – 10 Gläser à 225 ml für einen 75 kg schweren Menschen –, aber Sie ertrinken davon nicht. Tut mir leid, aber Kaffee und Schnaps zählen nicht, denn beides kann harntreibend wirken.

Ich wünschte, ich hätte genügend Platz, um genau zu beschreiben, wie Wasser Bakterien, abgestorbene Zellen, Abfallprodukte und ranzigen Rosenkohl ausschwemmt, aber ich muß weitergehen. Es genügt wohl, wenn ich sage, daß Wasser dem Körper guttut.

Praktischerweise braucht man für einen 5000-m-Lauf

nicht allzuviel Flüssigkeit, sobald Sie aber auf 5 bis 10 Kilometer oder 45 bis 60 Minuten Anstrengung kommen, müssen Sie Ihren Wasserhaushalt schützen.

Beobachten Sie die Profis. Jimmy Connors trinkt am Tag vor einem Match 4 Liter Wasser. Spitzen-Marathonläufer tragen am Tag vor dem Rennen ständig eine Wasserflasche mit sich herum.

Schließlich hat man kürzlich herausgefunden, daß Wasser die Fähigkeit eines Muskels, Glykogen (Kohlenhydrate) einzulagern, verbessert; das ist dieser wundervolle Stoff, der einem ermöglicht, endlos lange zu laufen.

»«

Essen Sie Brokkoli, steigern Sie Ihre Pulsfrequenz – und bis nächste Woche!

Die fünfzehnte Woche

Der Teufel hat mich dazu gebracht, zu Hause zu bleiben:

Ausreden

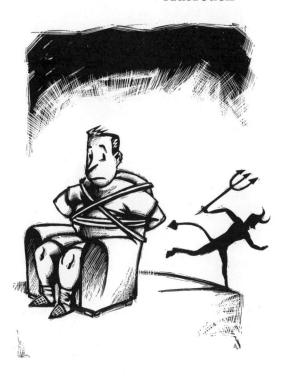

Im wesentlichen befolge ich die Ratschläge, die ich Ihnen in diesem Buch gegeben habe. Ich habe inzwischen tatsächlich so viel sinnliche Freude am Laufen, daß ich 5 bis 8 Kilometer einschiebe, wann immer sich eine Gelegenheit, wie gutes Wetter, Ferien oder ein Urlaub, bietet.

Hier nun, mit dieser Bemerkung im Hinterkopf, was ich kürzlich gemacht habe. Ich bin an einem schönen Abend von der Arbeit nach Hause gekommen, der Hund sprang in freudiger Erwartung eines Strandlaufs herum, es war Ebbe und sah aus, als ob es einen schönen Sonnenuntergang geben würde. Es war an der Zeit, sich umzuziehen und ans Meer zu fahren.

So sagte ich mir dann, zur Hölle damit, machte mir ein Bier auf, legte eine Peter Gabriel-CD ein und streckte mich aus, um die letzten paar Kapitel eines kitschigen Spionageromans zu lesen. Der Lauf würde ausfallen.

Und hatte ich Schuldgefühle? Natürlich. Dies ist eine der Gefahren für Läufer. Man weiß, daß es einem guttut und man sich nach dem Laufen besser fühlen wird, und vielleicht erlebt man sogar einen dieser großartigen Läufe, die so belebend sind, daß Sie gar nicht mehr aufhören wollen. Und trotzdem laufe ich manchmal einfach nicht. Streichen Sie sich das rot an.

Der springende Punkt ist natürlich, daß Sie in bezug auf das Laufen nicht fanatisch sein müssen – und das gilt auch für Fitness oder vernünftige Eßgewohnheiten. Es schadet nichts, wenn Sie das Laufen einen Tag oder eine Woche lang ausfallen lassen oder in einem Eisladen einen Anfall bekommen. Offen gesagt, ein Mensch, der seinen Sport wie eine

Religion behandelt, niemals zaudert oder Rückschritte macht, ist mir suspekt.

Manchmal verpaßt man aufgrund von Verletzungen unfreiwillig mehrere Läufe und hat trotzdem Schuldgefühle. Ich laufe, wenn ich eine Erkältung oder ein kleines gesundheitliches Problem habe, aber wenn ich Fieber habe, bleibe ich zu Hause.

Sie werden jedoch feststellen, daß Sie mit zunehmender Kondition weniger häufig krank werden. Ich hatte vor ein paar Monaten meine erste Erkältung seit drei Jahren. Das Laufen hat auch meine Rückenmuskeln gekräftigt, und daher mußte ich seit etwa zehn Jahren keinen Chiropraktiker mehr aufsuchen.

Schließlich sollten Sie, wenn Sie sich entschließen, Ferien vom Laufen zu machen, daran denken, daß Sie nach ein paar Wochen Ihre Kondition verlieren und daß Sie dann wieder von vorne anfangen müssen.

Nachdem ich Ihnen nun erzählt habe, daß es in Ordnung ist, gelegentlich einfach völlig grundlos blauzumachen, möchte ich mich jetzt an den Läufer wenden, der zu häufig blau macht.

Es gibt viele Ausreden, nicht zu laufen, und keine von ihnen ist gut oder akzeptabel. Die häufigste Ausrede ist Zeitmangel. Tut mir leid, aber das kaufe ich Ihnen nicht ab. Alles, was Sie damit sagen, ist, daß Sie dem Laufen eine geringere Priorität einräumen als allem anderen, was Sie tun. Sie sagen damit, daß Laufen nicht wichtig ist, und stellen Geldverdienen, ein gesellschaftliches Ereignis, sogar das Fernsehen über Ihre Gesundheit. Vielleicht drücken Sie damit auch aus, daß Sie sich selbst nicht wichtig sind.

Ich flehe Sie an, das zu ändern. Wenn Sie erst ein erfahrener Läufer sind, wissen Sie, wie wichtig das Laufen für Ihre Gesundheit und Ihr Wohlbefinden ist. Sie wissen, daß es eine wichtige Energiequelle ist. Sie wissen, welchen Einfluß das Laufen auf Ihren Cholesterinspiegel, Ihren Blutdruck, Ihre Pulsfrequenz und Ihr Gewicht hat.

Als Anfänger können Sie in den ersten Jahren nicht schätzen, wie wertvoll Laufen ist. Aber das ist auch keine Ausrede. Jeder Mensch muß Dinge tun, die er nicht machen möchte, bleiben Sie also dabei, bis Sie es genießen.

Eine andere beliebte Ausrede, um nicht zu laufen, lautet, daß man müde ist. Ein harter Tag, schlecht geschlafen, was auch immer. Das reicht auch nicht. Im Grunde Ihres Herzens wissen Sie eigentlich, daß Sie sich für den Rest des Tages viel besser fühlen werden, wenn Sie sich ein paar Kilometer hinausschleppen. Weg mit den Tücken! Lebensgeister, verjüngt euch!

Manche Leute, insbesondere Anfänger, benutzen akute oder frühere Verletzungen als Ausrede. Gelegentlich ist dies ein legitimer Grund, um zu Hause zu bleiben, häufig ist es aber auch nur die Abneigung, sich etwas Mühe zu geben.

Es ist eine Frage der Geisteshaltung. Wenn Sie sich entschließen zu laufen, komme, was da wolle, werden Sie die Zeit aufbringen, und wenn Sie wollen, können Sie dem Laufen Priorität einräumen: *Tun Sie es einfach.*

Wir alle wollen uns gut fühlen und lange leben. Jeder von uns. Ich habe Menschen sagen hören, sie wollten die Altersgebrechen nicht durchmachen – die Hör- und Sehschwächen, die Unfähigkeit, Harn oder Stuhl zurückzuhalten, Gedächtnisverlust etc. –, aber wenn es hart auf hart geht, ziehen sie das Leben doch dem Tod vor. Das ist die Lebenskraft, und es gibt nur sehr, sehr wenige Ausnahmen.

Vor diesem Hintergrund muß ich Ihnen sagen, daß die Ziele Langlebigkeit und gute Gesundheit für Sie erreichbar sind. Bedauerlicherweise gibt es diese Ziele noch nicht in Tablettenform. Statt dessen tragen sie die Aufschrift sportliche

Betätigung und gesunde Ernährung. Beides ist manchen Leuten unangenehm.

Manche Menschen, die nur wenig Faible für ihre Sinnlichkeit entwickeln, haben vielleicht niemals Spaß am Laufen. Das heißt jedoch nicht, daß sie sich nicht sportlich betätigen müssen. Sie müssen trotzdem das absolute Minimum für ein gesundes Herz, einen niedrigeren Cholesterinspiegel, einen niedrigeren Blutdruck und für kräftigere Knochen tun. Dieses Minimum beläuft sich auf 20 Minuten aerobe Aktivität, dreimal pro Woche.

Die Tatsache, daß es lästig ist, ist keine Ausrede. Wir alle müssen Dinge tun, zu denen wir keine Lust haben. Jeder Job, jeder Beruf ist gelegentlich unangenehm, ermüdend, langweilig und stupide.

Glauben Sie, Filmstars haben es leicht? Sie stehen häufig morgens um vier auf, um sich schminken zu lassen, verbringen Stunden damit, Text auswendig zu lernen, und drehen dann dieselbe Szene immer und immer wieder.

Haben Sie schon mal gesehen, wie die Augen eines Rechtsanwalts oder Arztes glasig wurden, während Sie ihm von Ihren Problemen erzählten?

Als Richter habe ich einen der interessantesten Berufe der Welt – abwechslungsreich, häufig amüsant und im allgemeinen anregend. Aber ich muß Menschen zigmal am Tag ihre verfassungsmäßigen Rechte erklären, und das ist abstumpfend. Ich fordere Sie auf, mir den Beruf zu nennen, der nicht gelegentlich unerträglich ist.

Nachdem wir geklärt haben, daß wir alle Dinge tun müssen, zu denen wir keine Lust haben, um unseren Lebensunterhalt zu verdienen, gibt es keinen Grund, warum wir nicht das gleiche tun sollten, um unser Leben zu verbessern und zu verlängern.

Alles, was hierzu nötig ist, sind diese magischen 20 Minuten dreimal pro Woche und eine nahrhaftere Ernährung, wobei man gleichzeitig dieses köstliche schlechte Zeug wegschiebt. (Und natürlich nicht raucht.)

Es gibt nur zwei gültige Entschuldigungen, um nicht wenigstens halb-fit zu werden: Körperbehinderung und mangelnde Willenskraft. Niemand kann irgend etwas gegen diese Voraussetzungen tun. Meine Frau stimmt dem nicht zu. Sie sagt, daß man Willenskraft bekommt, wenn man seine Selbsteinschätzung und sich selbst schätzen lernt.

Nehmen wir an, Sie verfügen nur über mäßige Willenskraft, dann ist es keine Frage, daß Sie sich besser fühlen und länger leben werden, wenn Sie wenigstens halb-fit sind.

Also los: KEINE AUSREDEN, MEHR MUSKELN ALS VERSTAND GILT NICHT!

》《

Nächste Woche erwartet Sie Ihr erstes Rennen, vielleicht Ihre erste sportliche Großtat überhaupt. Das macht Sie nervös, nicht wahr? Es ist normal, daß man durcheinander ist. Wenn Ihr Ehepartner Sie nicht versteht, sollten Sie ihm oder ihr dieses Buch zeigen. Nächste Woche werden Sie ein unvergeßliches Erlebnis haben.

Halten Sie durch, essen Sie Bananen – und bis nächste Woche!

Die letzte Woche

Wann sind die olympischen Vorausscheidungen: Das Rennen

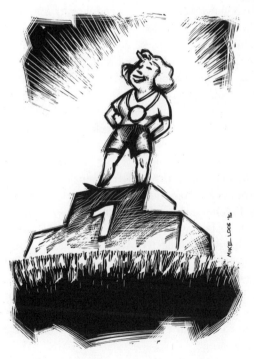

Abhängig von der Tageszeit, kann ich Ihnen genau sagen, in welcher Stimmung Sie sich jetzt befinden. Wenn Sie dies vor Ihrem 5000-m-Lauf lesen, sind Sie nervös, angespannt und reizbar. Sie haben letzte Nacht schlecht geschlafen und fragen sich, warum mache ich das?

Ich weiß, wie Sie sich fühlen. Vor meinem ersten Rennen war ich ein Nervenbündel. Ich war mir nicht sicher, ob ich durchhalten würde. Ich war mir noch nicht einmal sicher, ob ich das überleben würde! Es war das Produktivste und Anstrengendste, was ich in den letzten 25 Jahren gemacht hatte, und ich hatte Angst.

Wenn Sie dieses nach dem Rennen lesen, werden Sie ein anderer Mensch sein. Sie wissen, daß Sie mehr als 5 Kilometer laufen können, und fühlen sich großartig. All die Qualen haben sich gelohnt; all das stundenlange Laufen hat sich bezahlt gemacht. 5 Kilometer Zuckerschlecken. Her mit dem 10-km-Lauf!

Sie sind ein anderer Mensch als vor vier Monaten, als Sie mit dem Training begannen. Ihre Pulsfrequenz ist niedriger – und daher arbeitet Ihr Herz nicht mehr so hart –, und Ihr Blutdruck ist wahrscheinlich so niedrig wie seit Jahren nicht. Ihr schlechter Cholesterinwert ist um mindestens 10 Prozent gesunken, und Ihr guter Cholesterinwert ist gestiegen. Ihre Knochen sind kräftiger, und Sie haben Ihre Rücken- und Beinmuskeln gestärkt.

Die meisten Veränderungen in Ihrem Körper sind nicht sichtbar. Was man aber sehen kann, sind Ihr neugewonnenes Selbstvertrauen und Ihr neugewonnener Stolz auf Ihre körperliche Verfassung.

Wenn Sie Ihre Tante zum erstenmal seit einem Jahr sehen, wird ihr Ihr neues Selbst nicht auffallen, solange sie nicht lange genug da ist, um zu bemerken, daß sich Ihre Persönlichkeit verändert hat.

Und das, liebe Leser, ist der Grund, warum ich dieses Buch geschrieben habe – damit Ihre Umgebung mehr Kondition bekommt. Mein Ziel ist ehrgeizig, aber einfach zu umschreiben: Ich möchte mehr fitte Menschen in Ihrer Umgebung sehen.

Der 5000-m-Lauf ist das perfekte Vehikel für Fitness. Es ist einfach nicht möglich, 5 Kilometer zu laufen, ohne seinen Körper in Form zu bringen. Sie können nicht den Fernseher abschalten, nach draußen gehen und einen solchen Lauf mitmachen, ohne viel zu trainieren. Und Sie haben es geschafft!

Als ich anfing, dieses Buch zu schreiben, sagte ich, ich würde Ihnen erklären, wie man für einen 5000-m-Lauf trainiert und daß, wenn Sie tun würden, was ich Ihnen sagte, Sie schließlich semi-fit werden würden. Nun, ich habe gelogen. Wenn Sie heute die Strecke gelaufen sind, ohne anzuhalten oder zu gehen, sind Sie hundertprozentig fit. Ich gratuliere!

Hier nun mein heimlicher Terminkalender: Ich hoffe, es hat Sie gepackt, und der heutige Tag war nur ein Anfang, der Ausgangspunkt für Sie. Ich hoffe, daß Sie Ihr Training schlicht aus reiner Freude daran fortsetzen werden, unabhängig von irgendwelchen körperlichen oder mentalen Zielsetzungen.

Sie werden natürlich ein paar Tage oder sogar Wochen mit dem Training aussetzen, aber die große Mehrheit derjenigen, die den heutigen 5000-m-Lauf geschafft hat, wird weiterhin an einer guten Gesundheit und ihrem Wohlbefinden arbeiten.

Dürfen wir Ihnen ein neues Ziel vorschlagen? Trainieren Sie für einen 10-km-Lauf. Geben Sie sich ungefähr sechs Monate, um allmählich weiter und länger zu laufen und die 10 Kilometer zu schaffen. Lassen Sie uns hoffen, daß es Ihnen in einigen Jahren wie den meisten langjährigen Läufern gehen wird und Sie bei den Rennen so viele T-Shirts bekommen haben, daß Sie keinen Platz mehr haben, alle unterzubringen!

»«

Ich wünsche Ihnen leichte Füße! Und essen Sie Ihren Schokoladen-Mokka-Karamel-Eisbecher. Niemand ist perfekt!

Die Seite für den Egotrip

	Faulpelz-Daten (Beginn des Programms)	Semi-fit-Daten (Ende des Programms)
Blutdruck		
Pulsfrequenz (in Ruhestellung)		
Gewicht		
Gutes Cholesterin		
Schlechtes Cholesterin		
Fettwerte		
Taille (cm)		
Oberschenkel (cm)		
Waden (cm)		
Bemerkungen		

Ernährung

Herbert Jost
Wege zum Wunschgewicht
Schlank und gesund mit dem Kombi-Programm
(rororo sachbuch 9792)
Gehören Sie auch zu denjenigen, die schon viele «Erfolgsdiäten» ausprobiert haben und feststellen mußten, daß sie sehr schnell ihr altes Gewicht wieder erreicht hatten oder sogar mehr wogen als vorher?
Das ist jetzt vorbei!
Mit dem dreiteiligen Kombi-Programm können auch Sie ihr Wunschgewicht langfristig halten. Durch viele weitere wertvolle Tips erfahren Sie, wie auch ein «Schlemmertag», oder ein «Faulenztag auf dem Sofa» Ihren Gewichtsverlust langfristig nicht gefährden können.

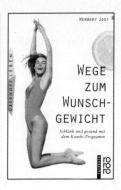

Helmut F. Kaplan (Hg.)
Warum ich Vegetarier bin
Prominente erzählen
(rororo sachbuch 9675)
«Wahre menschliche Kultur gibt es erst, wenn nicht nur die Menschenfresserei, sondern jeder Fleischgenuß als Kannibalismus gilt.»
(Wilhelm Busch)
«Nichts wird... die Chancen für ein Überleben auf der Erde so steigern wie der Schritt zu einer vegetarischen Ernährung.»
(Albert Einstein)
«Man darf nicht essen, was ein Gesicht hat.»
(Paul McCartney)

Carine Buhmann
Beiß nicht gleich in jeden Apfel - 100 Tips zur gesunden Ernährun
(rororo sachbuch 9781)

Marlies Weber /
Hans-Walter Goll /
Bernd Küllenberg
100 Rezepte gegen Lebensmittel-Allergien *Ein Gesundheits-Kochbuch*
(rororo sachbuch 9647)
Aus dem Inhalt:
- Typische Lebensmittel Allergien
- Zöliakie
- Überaktivität und Konzentrationsstörungen
- Neurodermitis
- Allergene – Auslöser von Allergien
- Die Suche nach den Allergenen
- Die richtige Ernährung bei Lebensmittel- Allergien

rororo gesundes leben

Ein Gesamtverzeichnis aller lieferbaren Titel der Reihe *rororo gesundes leben* finden Sie in der *Rowohlt Revue*.
Jedes Vierteljahr neu.
Kostenlos in Ihrer Buchhandlung.

Frauen und Gesundheit

Anne Szarewski /
John Guillebaud
Das Verhütungshandbuch
(rororo sachbuch 9794)
Zwei Fachleute in Sachen Familienplanung, Anne Szarewski und John Guillebaud, haben einen ausführlichen und aktuellen Überblick über alle Verhütungsmethoden zusammengestellt. Paare und Frauen, die erstmals nach einer passenden Verhütungsmethode suchen oder aber die Methode wechseln wollen, finden hier Informationen zu den bekannten Kontrazeptiva. Auch weniger gängige Möglichkeiten der Schwangerschaftsverhütung wie die Dreimonats- Spritze, Verhütungsschwämme oder das «Femidom» werden vorgestellt.

Angelika Blume
Verhüten oder Schwangerwerden
Natürliche und gefahrlose Wege zur selbstbestimmten Fruchtbarkeit
(rororo sachbuch 8369)
Sterilisation *Entscheidungshilfen für Männer und Frauen*
(rororo sachbuch 8865)
PMS – Das Prämensturelle Syndrom
(rororo sachbuch 9129)

Barbara Ehret-Wagener /
Irene Stratenwerth /
Karin Richter (Hg.)
Gebärmutter- das überflüssige Organ? *Sinn und Unsinn von Unterleibsoperationen*
(rororo sachbuch 9636)

John Guillebaud
Die Pille
Vollständig überarbeitete und erweiterte Neuausgabe
(rororo sachbuch 9127)

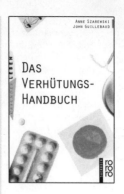

rororo gesundes leben

Sherman J. Silber
Endlich schwanger *Medizinische Ursachen und Therapien bei Unfruchtbarkeit*
(rororo sachbuch 8869)

Barbara Sommerhoff
Fehl- und Frühgeburten
Ursachen, Vorbeugung, Hilfen
(rororo sachbuch 9501)

Frédérick Leboyer
Weg des Lichts *Yoga für Schwangere - Übungen, Texte und Bilder*
(rororo sachbuch 8870)

Ein Gesamtverzeichnis aller lieferbaren Titel der Reihe *rororo gesundes* leben finden Sie in der *Rowohlt Revue*. Jedes Vierteljahr neu. Kostenlos in Ihrer Buchhandlung.

Körpertherapien · Psychosomatik

Volker Friebel
Die Kraft der Vorstellung
Visualisieren: Übungen zur Stärkung des Immunsystems
(rororo sachbuch 9959)

Jeanne Achterberg
Gedanken heilen *Die Kraft der Imagination. Grundlagen einer neuen Medizin*
(rororo sachbuch 8548)

Bärbel und Walter Bongartz
Hypnose *Wie sie wirkt und wem sie hilft*
(rororo sachbuch 9133)
Hypnose ist ein jahrtausendealtes Phänomen, dessen wissenschaftlicher Erforschung sich Medizin und Psychologie in jüngster Zeit widmen. Was die Hypnose als Therapieform leisten kann, wie sie wirkt und wem sie hilft und bei welchen Beschwerden und Krankheiten ihr Einsatz sinnvoll ist, skizziert dieses Buch.

Frauke Teegen
Die Begegnung mit dem Schatten
Erkundungen in den Tiefenschichten des Bewußtseins
(rororo sachbuch 8533)
Ganzheitliche Gesundheit *Der sanfte Umgang mit uns selbst*
(rororo sachbuch 8308)

Lutz Schwäbisch /
Martin Siems
Selbstentfaltung durch Meditation
Eine praktische Anleitung
(rororo sachbuch 8321)

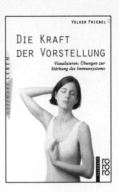

Alexander Lowen
Bioenergetik *Therapie der Seele durch Arbeit mit dem Körper*
(rororo sachbuch 8435)
Alexander Lowen geht davon aus, daß alle körperlichen und seelischen Vorgänge nur verschiedene Ausdrucksformen eines einzigen, einheitlichen Lebensprozesses sind. Sobald sich der Mensch seines Körpers wirklich bewußt wird, mit ihm «arbeitet», ihn «erlebt», gewinnt er ein völlig neues Verhältnis zu sich selbst und wird auch Angstzustände und Stress-Situationen überwinden.
Bioenergetik als Körpertherapie
Der Verrat am Körper und wie er wiedergutzumachen ist
(rororo sachbuch 9149)

rororo gesundes leben

Ein Gesamtverzeichnis aller lieferbaren Titel der Reihe *rororo gesundes leben* finden Sie in der *Rowohlt Revue*. Jedes Vierteljahr neu. Kostenlos in Ihrer Buchhandlung.